U0869058

全国中医药行业高等教育“十四五”规划教材
全国高等中医药院校规划教材（第十一版） 配套用书

# 物理学实验

## （新世纪第五版）

（供中药学、药学、制药工程等专业用）


主　编　章新友（江西中医药大学）
　　　　侯俊玲（北京中医药大学）
副主编　邵建华（上海中医药大学）
　　　　顾柏平（南京中医药大学）
　　　　韦相忠（广西中医药大学）
　　　　李　光（长春中医药大学）
　　　　刚　晶（辽宁中医药大学）



中国中医药出版社

·北　京·

**图书在版编目（CIP）数据**

物理学实验 / 章新友，侯俊玲主编. —5 版. —北京：中国中医药出版社，2022.6（2025.9 重印）

全国中医药行业高等教育“十四五”规划教材配套用书

ISBN 978-7-5132-7627-6

Ⅰ. ①物… Ⅱ. ①章… ②侯… Ⅲ. ①物理学-实验-高等学校-教材 Ⅳ. ①R312-33

中国版本图书馆 CIP 数据核字（2022）第 089152 号

**中国中医药出版社出版**

北京经济技术开发区科创十三街 31 号院二区 8 号楼

邮政编码 100176

传真 010-64405721

三河市同力彩印有限公司印刷

各地新华书店经销

开本 787 × 1092 1/16 印张 8.75 字数 192 千字

2022 年 6 月第 5 版 2025 年 9 月第 4 次印刷

书号 ISBN 978-7-5132-7627-6

定价 35.00 元

网址 www.cptcm.com

**服务热线 010-64405510**

**购书热线 010-89535836**

**维权打假 010-64405753**

**微信服务号 zgzyycbs**

**微商城网址 https://kdt.im/LIdUGr**

**官方微博 http://e.weibo.com/cptcm**

**天猫旗舰店网址 https://zgzyycbs.tmall.com**

如有印装质量问题请与本社出版部联系（010-64405510）

全国中医药行业高等教育“十四五”规划教材
全国高等中医药院校规划教材（第十一版）
配套用书

# 《物理学实验》编委会


主　编　章新友（江西中医药大学）
　　　　侯俊玲（北京中医药大学）

副主编　邵建华（上海中医药大学）
　　　　顾柏平（南京中医药大学）
　　　　韦相忠（广西中医药大学）
　　　　李　光（长春中医药大学）
　　　　刚　晶（辽宁中医药大学）

编　委（以姓氏笔画为序）
　　　　王　勤（贵州中医药大学）
　　　　王冬梅（黑龙江中医药大学）
　　　　王蕰华（天津中医药大学）
　　　　孔志勇（山东中医药大学）
　　　　邬家成（安徽中医药大学）
　　　　刘　慧（成都中医药大学）
　　　　李　敏（浙江中医药大学）
　　　　汪　捷（湖南中医药大学）
　　　　宋　璐（陕西中医药大学）
　　　　张春强（江西中医药大学）
　　　　陈伟炜（福建中医药大学）
　　　　陈继红（河南中医药大学）
　　　　冼慧敏（广州中医药大学）
　　　　高建平（甘肃中医药大学）
　　　　梅　婷（北京中医药大学）

# 编写说明

《物理学实验》是根据全国中医药行业高等教育“十四五”规划教材、全国高等中医药院校规划教材《物理学》教学大纲对物理学实验的教学要求，并参照《医药类专业大学物理实验课程教学基本要求》，为满足全国中医药行业高等教育“十四五”期间中药学、药学、制药工程等本科专业物理学实验课程教学的需求而编写。本书是在全国中医药行业高等教育“十三五”规划教材、全国高等中医药院校规划教材（第十版）《物理学》的配套用书《物理学实验》的基础上，由全国20所高等中医药院校从事物理学和物理学实验教学，且具有多年教学经验和物理学研究的教师联合编写与重新修订而成。

全书力求反映物理学在中医药领域应用的最新成果，注重培养学生的创新能力和实践能力，共精选了基本测量、刚体转动、流体力学、声学、电磁学和光学等16个物理学实验。实验教学从实验目的、实验器材、仪器描述、实验原理、实验步骤、数据记录与处理和注意事项等，都提出了明确的要求。在每个实验后附有“思考题”，供学生课后复习、思考。尤其是对实验数据的处理和分析，以及误差的计算提出了更高的要求。旨在着重培养学生的数据处理、独立思考和创新能力，亦为今后毕业论文和学术论文中的数据处理和分析打下坚实的基础。为使本书更能适应全国高等中医药院校的实验教学条件，针对全国高等中医药院校仪器设备存在差异的实际情况，书中对每个实验相应地采用了不同的仪器或方法，以便各校根据自己学校的实验条件选用。书后还附有与物理学实验相关的常数等内容。

本书在编写过程中得到国家中医药管理局教材办公室、中国中医药出版社和江西中医药大学领导的关心和支持，以及全国各兄弟院校领导和同行的支持与帮助，在此一并表示感谢。为使教材日臻完善，如发现书中存有不足，希望广大读者提出宝贵意见，以便再版和重印时修订提高。

《物理学实验》编委会

2022年3月

# 目 录

# 绪 论

物理学是研究物质运动最基本、最普遍规律的科学，也是现代医学的基础学科之一，它的理论和实验方法被广泛地应用于医药学中，并且正在积极地推动着医药学的发展。物理学又是一门实验科学，其规律的发现和理论的建立，都必须以严格的物理学实验为基础。因此，要掌握现代医学科学知识和技术，就必须具备一定的物理学理论知识、物理实验的方法和技能。在高等医学院校中，“物理学实验”是配合“物理学”而开设的相对独立的一门课程。本课程除了物理学实验所包含的一些基本内容之外，把侧重点放在与医学、药学、生命科学联系较为密切的一些实验上。它与理论课内容相辅相成，既有联系，又相对独立。通过“物理学”课程的学习，使学生能获得在今后的实际工作和医学理论研究中所必需的物理学知识；而“物理学实验”所传授给学生的方法和技能，使他们能运用这些知识去解决医学实践中的某些问题，培养他们解决实际问题的能力，培养他们严谨的科学作风。

## 一、物理学实验目的和主要环节

### （一） 物理学实验目的和任务

1. 通过实验使学生直接观察物理现象，进一步分析和研究物理现象，探讨其产生的原因及规律，巩固和加深对物理现象及规律的认识。

2. 通过实验使学生熟悉仪器的结构性能和操作方法，学习正确地使用仪器，学会对实验数据的科学处理，掌握物理实验的方法，提高实验技能。

3. 通过实验培养学生严肃认真、细致谨慎、一丝不苟、实事求是的科学态度，克服困难、坚韧不拔的工作作风。

### （二） 物理学实验的主要环节

要学好这门课程不但要花气力、下工夫，还要掌握一定的方法。实验之前，必须认真预习，实验过程中应该认真操作，实验之后能够认真总结，并提供完整准确的实验报告。对这三个主要环节的具体要求如下。

**1. 课前预习** 课前预习是能否使实验顺利进行的关键。要求做到：详细阅读实验指导书，明确实验目的，弄懂实验原理，了解实验方法；对实验仪器的性能和使用方法有初步认识，明确实验步骤和注意事项，避免盲目操作、损坏仪器；根据实验要求拟定实验方案和步骤，设计实验数据记录表格。

**2. 课堂实验操作** 通过实验操作，对物理现象进行观察和研究，增强对理论知识的理解，促进实验技能的提高。要求做到：了解和遵守实验室的规章制度；操作前先认识和熟悉实验所用仪器，并认真检查，了解仪器的性能和使用方法；按照实验步骤进行操作，并认真进行观察；将测量数据填写在事先准备好的表格内，计算出必要的结果，出现异常数据时，要增加测量次数；实验完毕，整理仪器，保持实验室的清洁。

**3. 出具实验报告** 实验报告是进行实验的最终总结。要认真细致地对实验数据作出整理和计算，对结果加以分析，在此基础上写出实验报告。实验报告要求有以下几方面的内容：①实验题目；②实验目的；③实验器材；④简明的实验原理；⑤简要的实验步骤；⑥实验数据及其处理（所测量数据，实验结果的计算，误差的计算）；⑦结果分析，必要时绘出图线；⑧记录实验时的环境条件，如室温、气压等；⑨讨论总结，回答相关问题。

## 二、误差理论

### （一） 测量的误差及误差的计算

**1. 物理量的测量与测量误差** 在物理实验过程中，不仅要对物理现象的变化过程作定性的观察，而且还要对一系列物理量进行定量的测定，从而探索寻找物理量之间的关系，从这个意义上来说，物理实验首先碰到的就是测量问题。测量某一物理量，实际上就是用一个确定标准单位的物理量和待测的未知量进行比较，所得的倍数就是该未知量的测量值。

测量方法可分为直接测量和间接测量。直接测量是将待测量与标准量作比较而直接得出结果的测量。例如，用米尺测量长度，用秒表测量时间等，就属于这一类，都是用基本测量仪器就可直接测出结果的。间接测量是依靠直接测量的结果，再经过物理公式的计算，才能得出的物理量。例如，要测量圆柱体的体积，首先要测量其直径和高度，然后再用公式计算才能得出结果。大多数测量都属于这一类。

测量的目的是力图得到真值 $X_0$。所谓真值，就是反映物质自身各种特性的物理量所具有的客观真实数值。严格来讲，由于仪器精度、测量方法、测量程序、实验环境、实验者的观察力等原因，测量都不可能绝对准确。这就导致了所测得的值 $X$ 与真值 $X_0$ 之间有一个差值 $\Delta X = X - X_0$，这个 $\Delta X$ 就是误差。

在测量中，误差总是存在的，同时又是可以而且应当努力降低的。

误差来源的分析、误差大小的估算对实验工作十分重要，它将直接影响到测量水平的高低。

**2. 测量误差的分类** 任何一个物理量的测量都不可避免地存在误差。根据误差产生的性质及导致误差产生的原因，我们可以把它分为系统误差、偶然误差和过失误差。

（1）系统误差 系统误差是由于测量理论本身不严密、测量方法不尽完善、测量设备的缺陷、周围环境（温度、湿度、气压、电磁场等）变化的影响或测量者自身的习惯等因素所引起的误差。例如，测物体的重量时没有考虑到空气浮力的影响，测时间时秒表走时不准确，测高度时尺子没调到铅直，测量者读数时习惯于将头侧偏，等等。系统误差的特点是测得的数值总是朝一个方向偏离，或总是偏大，或总是偏小。其特征是偏离的确定性，增加测量次数也不能有所改善。但如果根据其产生原因分别加以校正，例如，修正仪器、改进测量方法、对影响实验的有关因素加以周密考虑等，系统误差是能够尽量减小或消除的。

系统误差的发现是比较困难的，它需要测量者有较为丰富的实践经验和一定的理论知识。从实验方法的角度上考虑，可以采取扩大实验范围，即用不同的实验方法或同一种方法改变实验条件，对测量过程进行细致的观察、对比，分析各种实验手段或各种状态下所测到的结果，找出它们之间的差异等，这些将有助于进一步分析产生系统误差的因素，并尽可能将其降低到最低程度。

（2）偶然误差　偶然误差亦称随机误差，是由一些无法控制，纯属偶然的因素所引起的误差。例如测量者感官分辨能力的限制、电压的不稳定、温度的不均匀、仪表设备受震动等偶然因素。其发生纯属偶然，其大小和分布受或然率支配。由于这类偶然性无法消除，所以偶然误差是不可避免的。然而偶然误差有一个特征：各次测量的误差是随机出现的，时而偏大，时而偏小，时正时负，方向不一定，但从统计意义上讲，在重复多次测量过程中，出现测量值偏离真值的大小与偏离方向的机会是均等的，而且随着测量次数的增多，这一规律表现得愈为明显。正是由于这一点，在客观上要求我们对待测物体进行尽可能多的重复测量。将重复测量所得到的一系列测量值经过适当的数据处理之后，就可能使偶然误差大大降低，即减小偶然误差发生的方法，是进行多次重复测量后进行误差处理。

（3）过失误差　过失误差是人为的误差，实验者的粗心大意、实验方法的不当、使用仪器不准确、读错数据、数据记录的笔误等，均可造成过失误差。因此，实验者必须要有严肃认真的态度，实事求是和一丝不苟的科学作风，以避免过失误差。

**3. 测量结果的表示**

（1）测量结果的最佳值（近真值）

1）算术平均值：对某一物理量在相同条件下进行 $k$ 次测量，各次结果分别为 $X_1$、$X_2$、$X_3$、…、$X_k$，则它们的算术平均值为

$$\overline{X}=\frac{X_1+X_2+X_3+\cdots+X_k}{k}=\sum_{i=1}^{k}\frac{X_i}{k}$$

根据偶然误差的抵偿性，随着测量次数的无限增加，偶然误差的算术平均值趋近于零，那么此测量值的算术平均值也将趋近于真值。这个算术平均值可认为是被测物理量的最佳值或近真值。为了减小偶然误差，在可能的情况下，总是采用多次测量，并将其算术平均值作为被测物理量的真值。

2）我们还经常遇到一些被测量已经有公认值（或理论值），这时，可用公认值（或理论值）作为真值。

3）在实验中，由于条件限制使测量不能重复，或者对测量准确度要求不高等原因，而对一个物理量只进行一次直接测量，这时就以这一次测量值作为近真值。

（2）绝对误差和相对误差　测量值与真值之差 $\Delta X=|X-\overline{X}|$ 是以误差的绝对值来表示测量的误差，它反映测量值偏离真值的大小，具有和测量值相同的单位，通常称为绝对误差。本书所涉及的算术平均误差、标准误差都是指绝对误差。

绝对误差与真值的比值定义为相对误差，相对误差通常用百分率来表示，记做 $E$，即

$$E=\frac{\Delta X}{\overline{X}}\times 100\%$$

（3）测量结果的表示　通常把测量结果表示为以下形式。

$$X=\overline{X}\pm\Delta X$$

$$E=\frac{\Delta X}{\overline{X}}\times 100\%$$

这样测量的结果及测量误差就完整地表示了。

**4. 测量误差（绝对误差）的处理方法**

（1）直接测量值的误差　直接测量值的误差常用以下几种方法表示：

1）算术平均误差（平均绝对误差）：各次测量值 $X_i$ 与算术平均值 $\overline{X}$ 差值的绝对值 $\Delta X_i=|X_i-\overline{X}|$ 反映了各次测量的误差，我们把它叫作各次测量的绝对误差。各次测量的绝对误差的平均值定义为算术平均误差：

$$\overline{\Delta X}=\frac{\Delta X_1+\Delta X_2+\Delta X_3+\cdots+\Delta X_k}{k}=\sum_{i=1}^{k}\frac{\Delta X_i}{k}$$

因为它是以误差的平均值表示测量值的绝对误差，故 $\overline{\Delta X}$ 又称为平均绝对误差，它表明被测物理量的平均值的误差范围，也就是说，被测物理量的值的大部分在 $\overline{X}+\overline{\Delta X}$ 和 $\overline{X}-\overline{\Delta X}$ 之间，因而测量结果应表示为 $X=\overline{X}\pm\overline{\Delta X}$。

2）标准误差：求各次测量值 $X_i$ 与算术平均值 $\overline{X}$ 的差，再取其平方的平均值，然后开方，称为标准误差，记作 $\sigma$，即

$$\sigma=\sqrt{\sum_{i=1}^{k}\frac{(X_i-\overline{X})^2}{k}}=\sqrt{\sum_{i=1}^{k}\frac{(\Delta X_i)^2}{k}}$$

标准误差在正式的误差分析和计算中，常作为偶然误差大小的量度。被测物理量的结果可表示为 $\overline{X}\pm\sigma$。

对只进行一次直接测量的物理量，其误差可根据实际情况进行合理的估算。通常可按仪器上标明的仪器误差作为单次测量的误差。如果没有注明，可取仪器最小刻度的一半作为单次测量的绝对误差。

当被测量已经有公认值（或理论值）时，绝对误差就取我们所得到的测量值与公认值（或理论值）之差的平均绝对值。

（2）间接测量值的误差　在物理学实验中，大多数测量是间接测量。被测量值是由多个直接测量值通过一定的函数计算得出的结果。例如，要测一个均匀小球的密度 $\rho$，先用游标卡尺测出它的直径 $d$，利用体积公式算出其体积 $V=\frac{\pi}{6}d^3$，再用托盘天平测出

它的质量 $m$，根据密度公式求得其密度 $\rho=\dfrac{6m}{\pi d^3}$。直接测量值 $d$、$m$ 的误差必然对间接测量值 $\rho$ 的误差有所影响，这一问题可应用误差传递公式来进行处理。

设 $A$、$B$ 为直接测量值，其测量值可表示为 $A=\overline{A}\pm\overline{\Delta A}$，$B=\overline{B}\pm\overline{\Delta B}$。$X$ 为间接测量值，$X=f(A,B)$。那么，间接测量误差结果的表示如下。

1）和的误差

若
$$X=A+B$$
则 $\overline{X}\pm\overline{\Delta X}=(\overline{A}\pm\overline{\Delta A})+(\overline{B}\pm\overline{\Delta B})=(\overline{A}+\overline{B})\pm(\overline{\Delta A}+\overline{\Delta B})$

于是算术平均值为
$$\overline{X}=\overline{A}+\overline{B}$$
平均绝对误差为
$$\overline{\Delta X}=\overline{\Delta A}+\overline{\Delta B}$$
相对误差为
$$\frac{\overline{\Delta X}}{\overline{X}}=\frac{\overline{\Delta A}+\overline{\Delta B}}{\overline{A}+\overline{B}}$$

2）差的误差

若
$$X=A-B$$
则 $\overline{X}\pm\overline{\Delta X}=(\overline{A}\pm\overline{\Delta A})-(\overline{B}\pm\overline{\Delta B})=(\overline{A}-\overline{B})\pm(\overline{\Delta A}+\overline{\Delta B})$

于是算术平均值为
$$\overline{X}=\overline{A}-\overline{B}$$
考虑到可能产生的最大误差，差的平均绝对误差为
$$\overline{\Delta X}=\overline{\Delta A}+\overline{\Delta B}$$
相对误差为
$$\frac{\overline{\Delta X}}{\overline{X}}=\frac{\overline{\Delta A}+\overline{\Delta B}}{\overline{A}-\overline{B}}$$
由此可见，和差运算中的平均绝对误差，等于各直接测量值的平均绝对误差之和。

3）积的误差

若
$$X=A\cdot B$$
则 $\overline{X}\pm\overline{\Delta X}=(\overline{A}\pm\overline{\Delta A})\cdot(\overline{B}\pm\overline{\Delta B})=\overline{A}\cdot\overline{B}\pm\overline{B}\cdot\overline{\Delta A}\pm\overline{A}\cdot\overline{\Delta B}\pm\overline{\Delta A}\cdot\overline{\Delta B}$

于是得算术平均值为
$$\overline{X}=\overline{A}\cdot\overline{B}$$
略去带有因子 $\overline{\Delta A}\cdot\overline{\Delta B}$ 的项（因其值较小），考虑到可能产生的最大误差，则平均绝对误差为
$$\overline{\Delta X}=\overline{B}\cdot\overline{\Delta A}+\overline{A}\cdot\overline{\Delta B}$$
相对误差为
$$\frac{\overline{\Delta X}}{\overline{X}}=\frac{\overline{\Delta A}}{\overline{A}}+\frac{\overline{\Delta B}}{\overline{B}}$$

4）商的误差

若
$$X=\frac{A}{B}$$

则
$$\overline{X}\pm\overline{\Delta X}=\frac{\overline{A}\pm\overline{\Delta A}}{\overline{B}\pm\overline{\Delta B}}=\frac{(\overline{A}\pm\overline{\Delta A})(\overline{B}\mp\overline{\Delta B})}{(\overline{B}\pm\overline{\Delta B})(\overline{B}\mp\overline{\Delta B})}$$
$$=\frac{\overline{A}\cdot\overline{B}\pm\overline{B}\cdot\overline{\Delta A}\mp\overline{A}\cdot\overline{\Delta B}-\overline{\Delta A}\cdot\overline{\Delta B}}{\overline{B}^2-\overline{\Delta B}^2}$$

略去带有因子$\overline{\Delta A}\cdot\overline{\Delta B}$和$\overline{\Delta B}^2$的项，考虑到可能产生的最大误差，则算术平均值为
$$\overline{X}=\frac{\overline{A}}{\overline{B}}$$

平均绝对误差为
$$\overline{\Delta X}=\frac{\overline{B}\cdot\overline{\Delta A}+\overline{A}\cdot\overline{\Delta B}}{\overline{B}^2}$$

相对误差为
$$\frac{\overline{\Delta X}}{\overline{X}}=\frac{\overline{\Delta A}}{\overline{A}}+\frac{\overline{\Delta B}}{\overline{B}}$$

由此可见，乘除运算的相对误差等于各直接测量值的相对误差之和。

5）方次与根的误差

由乘除运算的相对误差公式，可以证明

若$X=A^n$，则$\frac{\overline{\Delta X}}{\overline{X}}=n\cdot\frac{\overline{\Delta A}}{\overline{A}}$

若$X=A^{\frac{1}{n}}$，则$\frac{\overline{\Delta X}}{\overline{X}}=\frac{1}{n}\cdot\frac{\overline{\Delta A}}{\overline{A}}$

上述各种运算，虽然是由 $A$、$B$ 两个直接测量值所得的结果，但可推广到有任意多个直接测量值计算间接误差的情况。从以上结论可看到，当间接测量值的计算式中只含加减运算时，先计算绝对误差，后计算相对误差比较方便；当计算式中含有乘、除、乘方或开方运算时，先计算相对误差，后计算绝对误差较为方便。

其他函数的误差传递公式，我们不一一证明，将常用公式列于表 0-1 中，以备查阅。

**表 0-1 常用误差计算公式**

| 函数表达式 | 绝对误差$\overline{\Delta N}$ | 相对误差$\overline{\Delta N}/\overline{N}$ |
|---|---|---|
| $N=A+B$ | $\overline{\Delta A}+\overline{\Delta B}$ | $(\overline{\Delta A}+\overline{\Delta B})/(\overline{A}+\overline{B})$ |
| $N=A-B$ | $\overline{\Delta A}+\overline{\Delta B}$ | $(\overline{\Delta A}+\overline{\Delta B})/(\overline{A}-\overline{B})$ |
| $N=A\cdot B$ | $\overline{B}\cdot\overline{\Delta A}+\overline{A}\cdot\overline{\Delta B}$ | $\overline{\Delta A}/\overline{A}+\overline{\Delta B}/\overline{B}$ |
| $N=A/B$ | $(\overline{B}\cdot\overline{\Delta A}+\overline{A}\cdot\overline{\Delta B})/\overline{B}^2$ | $\overline{\Delta A}/\overline{A}+\overline{\Delta B}/\overline{B}$ |
| $N=A^n$ | $n\overline{A}^{n-1}\cdot\overline{\Delta A}$ | $n\cdot\overline{\Delta A}/\overline{A}$ |
| $N=A^{\frac{1}{n}}$ | $\frac{1}{n}\overline{A}^{\frac{1}{n}-1}\cdot\overline{\Delta A}$ | $\frac{1}{n}\cdot\overline{\Delta A}/\overline{A}$ |
| $N=\sin A$ | $(\cos\overline{A})\cdot\overline{\Delta A}$ | $(\mathrm{ctg}\overline{A})\cdot\overline{\Delta A}$ |

续表

| 函数表达式 | 绝对误差$\overline{\Delta N}$ | 相对误差$\overline{\Delta N}/\overline{N}$ |
|---|---|---|
| $N=\cos A$ | $(\sin\overline{A})\cdot\overline{\Delta A}$ | $(\mathrm{tg}\overline{A})\cdot\overline{\Delta A}$ |
| $N=\mathrm{tg}A$ | $\overline{\Delta A}/\cos^2\overline{A}$ | $2\,\overline{\Delta A}/\sin 2\overline{A}$ |
| $N=\mathrm{ctg}A$ | $\overline{\Delta A}/\sin^2\overline{A}$ | $2\,\overline{\Delta A}/\sin 2\overline{A}$ |
| $N=kA$（$k$ 为常数） | $k\cdot\overline{\Delta A}$ | $\overline{\Delta A}/\overline{A}$ |

## （二） 有效数字及其运算法则

**1. 测量仪器的精密度** 对某一物理量，例如长度、时间、温度、压强、电流等进行测量，必须使用相应的仪器。但每种仪器由于其结构及生产技术条件等各方面因素的限制，都有一定的精密度。使用不同精密度的仪器，测量结果的精确度也就各不相同。

一般定义最小分格所代表的量为该仪器的精密度。例如，米尺的最小分格是 1mm，其精密度就是 1mm。有的仪器有特殊标记，例如某一天平的感量是 0.01g，其精密度也就是 0.01g，此时就不能用最小分格来代表精密度。电子仪表的精密度是以级数标记的，例如某电表是 2.5 级，表示测量误差为 2.5%。级数越小，精密度就越高。

**2. 有效数字的概念** 仪器的精密度限制了测量的精确度。例如，我们用最小刻度为毫米的米尺测量某一物体的长度，测得值是在 3.2cm 和 3.3cm 之间，3.2cm 为可靠数字，读数 3.2 和 3.3 之间的数字要由测量者估计得出，比如说，估计得 3.26cm。显然，最后一位数字“6”是不准确的，对不同的实验者所估计出来的数不一定相同，这个数字叫可疑数字。我们把测量结果的数字记录到开始可疑的那一位为止，组成这个数值的数字，即可靠数字加上可疑数字，称为测量结果的有效数字。

有效数字位数的多少取决于所使用仪器的精密度，不能随意增减。所以，有效数字不但指出了测量值的大小，还可以用以粗略地估计测量的精确程度。测量数据的有效数字愈多，结果愈为精确。

**3. 有效数字的运算法则**

（1）加法与减法 对各数进行加减运算时，所得结果的有效数字位数，应与各数中有效数字数位最高的那个数相同。也就是说，有效数字写到开始可疑的那一位为止，后面的数字按舍入法处理。在以下的举例运算中，我们在可疑数字下面加一横线，以便和可靠数字相区别。

例 1 $42.\underline{1}+3.27\underline{6}=45.\underline{3}\,\underline{7}\,\underline{6}=45.\underline{4}$

例 2 $22.\underline{4}-2.75\underline{6}=19.\underline{6}\,\underline{4}\,\underline{4}=19.\underline{6}$

（2）乘法和除法 对各数进行乘法和除法运算时，所得结果的有效数字位数，以参与运算的诸数中相对误差最大的那个数的位数来决定。也就是和参与运算的各数中有效数字位数最少的那个数相同。

例 3 $1.32\underline{3}\times 1.\underline{3}=1.\underline{7}\,\underline{1}\,\underline{9}\,\underline{9}=1.\underline{7}$

例 4 $148.8\underline{3}\div 1.2\underline{3}=12\underline{1}$

（3）乘方和开方 乘方和开方结果的有效数字与其底的有效数字位数相同。

例 5　$\sqrt{14.\underline{6}}=3.8\underline{2}$

例 6　$(4.2\underline{1})^2=17.\underline{7}$

（4）三角函数　三角函数的有效数字位数与角度的位数相同。

例 7　$\cos 32.\underline{7}^\circ=0.84\underline{2}$

（5）对数　对数的有效数字位数与真数的位数相同。

例 8　$\lg 11.1\underline{7}=1.04\underline{8}$

关于有效数字，应注意以下几点。

1）有效数字的位数与小数点的位置无关。例如，2.668m 与 266.8cm，都是四位有效数字，其精确程度都相同。如果我们注意到 2.668m=266.8cm，就可以明白，有效数字的位数与单位变换无关。

2）有效数字与“0”的关系。这要从两个方面来讨论：第一，数字前面的“0”不算有效数字。例如，263.8cm 和 0.002638km，它们的精确度都一样，显然数字前面的“0”并不影响测量结果的精确度，这两组数都是四位有效数字。第二，数字后面的“0”应算为有效数字。例如，266.8cm 和 266.800cm，从数字上看，它们是相等的量，但是在测量上的意义却完全不同，它们有不同的精确度。所以数字后面的“0”不能随意增加或删去。

3）有效数字与自然数或常数的关系。在运算中常遇到一些自然数或常数，例如，$\pi$、e、$\sqrt{2}$、8 等，这些数不是测量值，其有效数字可以取任意多位。但取多少位合适呢？根据运算法则可知，自然数或常数在运算中所取位数与测量值的位数一样就可以了。

4）有效数字与科学表示法。实验数据很大或很小时，要用科学表示法，即用 10 的幂来表示，但小数点前一律取一位数字。例如，光速为 $2.997\times10^{8}\,\mathrm{m\cdot s^{-1}}$，是四位有效数字；光谱中 D 线波长为 $5.89\times10^{-7}\,\mathrm{m}$，是三位有效数字。

5）尾数的舍入法则——尾数凑成偶数。通常所用的尾数舍入法是四舍五入，对于大量尾数分布几率相同的数据来说，这样舍入不是很合理，因为入的几率大于舍的几率。现在通用的做法是“4 舍 6 入 5 凑偶”：尾数小于 5 则舍，大于 5 则入，等于 5 则凑成偶数。例如，1.635 取三位有效数字为 1.64；12.605 取四位有效数字为 12.60；6.036 取二位有效数字为 6.0；0.076 取一位有效数字为 0.08。

6）为避免由于舍入过多带来的较大误差，在运算过程中可多保留一位数字，但最后结果只能有一位可疑数字。在乘除运算时，有效数字第一位是 8 或 9，可看成多一位有效数字来处理。例如，92 可看成 92.0。

下面我们举例说明，如何根据有效数字运算法则进行误差计算。

例 9　用米尺分别对圆柱体的高和直径做三次测量，结果如下。

$$h_1=20.1\,\mathrm{mm},\ h_2=20.4\,\mathrm{mm},\ h_3=20.5\,\mathrm{mm}$$

$$D_1=5.1\,\mathrm{mm},\ D_2=5.3\,\mathrm{mm},\ D_3=5.3\,\mathrm{mm}$$

求圆柱体的高、直径和体积测量结果的平均值、平均绝对误差、相对误差并做出结果表示。

**解**：直接测量的平均值为

$$\overline{h}=\frac{1}{3}(20.1+20.4+20.5)=20.3(\text{mm})$$

$$\overline{D}=\frac{1}{3}(5.1+5.3+5.3)=5.2(\text{mm})$$

直接测量的平均绝对误差为

$$\overline{\Delta h}=\frac{1}{3}(|20.1-20.3|+|20.4-20.3|+|20.5-20.3|)=0.2(\text{mm})$$

$$\overline{\Delta D}=\frac{1}{3}(|5.1-5.2|+|5.3-5.2|+|5.3-5.2|)=0.1(\text{mm})$$

直接测量的相对误差为

$$\frac{\overline{\Delta h}}{\overline{h}}=\frac{0.2}{20.3}=1(\%) \qquad \frac{\overline{\Delta D}}{\overline{D}}=\frac{0.1}{5.2}=2(\%)$$

直接测量的结果表示为

$h=\overline{h}\pm\overline{\Delta h}=(20.3\pm0.2)\text{mm}$　　$D=\overline{D}\pm\overline{\Delta D}=(5.2\pm0.1)\text{mm}$

$E=1\%$　　$E=2\%$

间接测量的平均值为

$$\overline{V}=\frac{1}{4}\pi\overline{D}^2\overline{h}=\frac{1}{4}\times3.14\times5.2^2\times20.3=4.3\times10^2(\text{mm}^3)$$

相对误差为

$$\frac{\overline{\Delta V}}{\overline{V}}=2\frac{\overline{\Delta D}}{\overline{D}}+\frac{\overline{\Delta h}}{\overline{h}}=2\times2\%+1\%=5\%$$

平均绝对误差为

$$\overline{\Delta V}=\overline{V}\times\frac{\overline{\Delta V}}{\overline{V}}=4.3\times10^2\times5\% = 0.2\times10^2\ (\text{mm}^3)$$

结果表示为

$$V=\overline{V}\pm\overline{\Delta V}=(4.3\pm0.2)\times10^2\text{mm}^3$$

$$E=5\%$$

## （三）实验数据的处理方法

**1. 列表法**　对于实验所得的测量数据，画出表格进行记录，这种方法把物理量之间的对应关系表示得清楚明了，而且可随时检查测量数据是否合理，便于及时发现和纠正错误，提高处理数据的效率。

设计记录表格要合理，表中每行（或每列）之首位应标明其物理量和所用单位，然后将测量数据分类填入表格中。若为间接测量，还应列出计算公式。此外，实验时间、环境温度、气压等也可记录于表格之首，以便参考。

**2. 图示法**　许多情况下，实验所得数据是表示一个物理量（因变量）随另一个物理量（自变量）而改变的关系。这些对应关系的变化情况，通常用图表法将它们以曲线的形式描绘出来。

要正确描绘出一条实验曲线，必须注意以下几点。

(1) 一般以横轴表示自变量，纵轴表示因变量。在坐标轴的末端还应表明所示物理量的名称、单位，在图的下方标出图名。

(2) 根据测量数据的范围选定坐标分度，应尽量使曲线占据图纸大部分或全部。为了调整曲线的大小和位置，在某些情况下，横轴和纵轴的标度可以不同，两轴交点的标度也不一定从零开始。轴上的标度应隔一定间距用整数标出，以便寻找和计算。

(3) 用符号将实验所取得的数据点在图中标出。如果在同一图上做几条曲线，则每条曲线的数据点必须用不同符号（如“×”“*”等）分别标出，以避免混淆。

(4) 把标出的各数据点连接起来绘出平滑曲线。由于实验过程中不可避免地会产生误差，因此不可能将每一个点都包括在曲线上，允许有一定的偏离。但绘图时要尽量使偏离曲线两侧的点数差不多相等，以使曲线上每个点都接近于所要求的平均值。

**3. 线性拟合法** 当需要从实验数据出发列出经验方程时，最常用的方法是用最小二乘法经线性拟合（或称最小二乘法线性回归）求得回归方程。下面对这种方法做一个简单的介绍。

先假定所研究的两个物理量 $x$ 和 $y$ 之间存在着线性相关关系

$$y=a+bx \tag{0-1}$$

称为回归方程。

现有测得的数据组为（$x_i$，$y_i$）（$i=1, 2, \cdots, n$），问题是如何测定系数 $a$、$b$ 使其符合给定的拟合优劣准则，使下式为最小

$$\sum_{i=1}^{n}[y_i-(a+bx_i)]^2 \tag{0-2}$$

令 $f(a,b)=\sum\limits_{i=1}^{n}[y_i-(a+bx_i)]^2$，由数学知识可知，上面的问题为求以 $a$、$b$ 为自变量的二元正值函数 $f(a,b)$的最小值问题。将式 0-2 分别对 $a$、$b$ 求偏导数，并令其为 0，解得

$$b=\frac{x_0y_0-(xy)_0}{x_0^2(x^2)_0}$$

$$a=y_0-bx_0$$

当 $a$、$b$ 分取此值时，就可使 $f(a, b)$ 为最小，其中

$$x_0=\frac{1}{n}\sum_{i=1}^{n}x_i \quad , \quad y_0=\frac{1}{n}\sum_{i=1}^{n}y_i$$

$$(xy)_0=\frac{1}{n}\sum_{i=1}^{n}x_iy_i \quad , \quad (x^2)_0=\frac{1}{n}\sum_{i=1}^{n}x_i^2$$

将所求得的 $a$、$b$ 代回式（0-1），便得到了所需的回归方程。

## [思考题]

1. 产生测量误差的主要原因是什么？如何才能减少测量的误差？

2. 尾数的舍入法则与“四舍五入”法有何不同?

3. 经过5次测得小球质量(单位:g)分别为:2.1074,2.1079,2.1075,2.1076,2.1074,求小球质量的标准误差、平均绝对误差、相对误差,并写出结果表达式。

4. 经过5次测上述小球的直径(单位:cm)分别为:1.206,1.204,1.205,1.206,1.205,求小球体积的平均值、相对误差、平均绝对误差。

5. 求上述小球密度的平均值、相对误差、平均绝对误差,写出小球密度的结果表达式。

6. 0℃时空气中声速为(331.63±0.04)m/s,试求其绝对误差和相对误差。

7. 说明下列各数有效数字的位数

| | | | |
|---|---|---|---|
| 0.005400 | 1.28 | 8100 | 3.0074 |
| 0.018 | $5.310\times10^{-2}$ | $7.347\times10^{5}$ | $5.8\times10^{8}$ |

8. 用有效数字运算法则计算下列各式

(1) 93.500−1.501+20　　(2) 6.11×0.100

(3) 623.4÷0.10　　(4) (62.5−61.5)×200

# 实验一　基本测量

## 1-1　游标卡尺和螺旋测微计的使用

### [实验目的]

1. 掌握游标卡尺和螺旋测微计的原理。

2. 学会游标卡尺和螺旋测微计的使用方法。

3. 运用误差理论和有效数字的运算规则完成实验数据处理，并分析产生误差的原因。

### [实验器材]

游标卡尺、螺旋测微计、待测物体等。

### [仪器描述]

长度是基本物理量。从外形上看，各种测量仪器虽然不同，但其标度大都是按照一定的长度来划分的。如用各种温度计测量温度，就是确定水银柱面在温度标尺上的位置；测量电流或电压的各种仪表，就是确定指针在电流表或电压表刻度上的位置。总之，科学实验中的测量大多数可归结为长度测量。长度测量是一切测量的基础，是最基本的物理测量之一。

常用的简单测量长度的量具有米尺、游标卡尺、螺旋测微计和读数显微镜等。它们的测量范围和测量精度各不相同，学习使用时，应注意掌握它们的构造特点、规则性能、读数原理、使用方法以及维护知识等，以便在实际测量中，能根据具体情况进行合理的选择使用。

### [实验原理]

**1. 游标卡尺**　游标卡尺简称卡尺。它可以用来测物体的长、宽、高和深及圆环的内、外直径。测量的长度可精确到 0.02mm、0.05mm 或 0.1mm。本实验以 0.02mm 为例，介绍游标卡尺的基本结构，测量精度的确定，使用方法和注意事项。

游标卡尺的构造如图 1-1 所示，由两部分组成，一部分为刻有毫米刻度的直尺 D，称为主尺，在主尺 D 上有量爪 A、A′；另一部分为附加在主尺上能沿主尺滑动并有量爪 B、B′的不同分度尺，称为游标 E。量爪 A、B 用来测量物体的厚度和外径；量爪 A′、B′用来测量内径；C 为尾尺，用来测物体孔深或槽深，待测物体的各种数值由游标零线和主尺零线之间的距离来表示。M 为固定螺钉，用螺钉固定后，可保持原测量值。

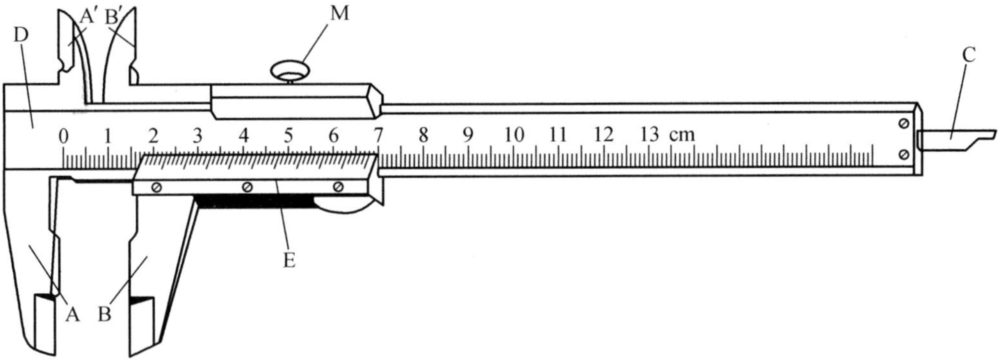


**图 1-1　游标卡尺的外形与构造**

游标尺与主尺有如下关系，若游标尺上最小总格数为 $A$ 时，且 $A$ 个最小分格的总长等于主尺上 $A-1$ 个最小分格的总长。如果 $X$、$Y$ 分别为游标尺、主尺上最小分格的长度，则有

$$AX=(A-1)Y$$

所以有

$$Y-X=\frac{Y}{A}$$

主尺上一个分格长 $Y$ 与游标尺上一个分格长 $X$ 之差值如果用 $\Delta K$ 表示，则有

$$\Delta K=Y-X=\frac{Y}{A}$$

即主尺上的最小分格长度除以游标尺上的总格数。$\Delta K$ 叫游标尺的精度。

许多测量仪器上都采用游标装置，有 10 分度、20 分度、50 分度等。有的游标刻在直尺上，也有的刻在圆盘上（如旋光仪、分光仪等），它们的原理和读数方法都是一样的。一般来说游标尺的精度可用下式计算。

$$\text{游标尺的精度}(\Delta K)=\frac{\text{主尺上一个最小分格的长度}}{\text{游标尺上的总分格数}} \tag{1-1}$$

例如：游标卡尺的主尺上一个最小分格为 1mm，游标尺上共刻有 50 个最小分格，则该游标卡尺的精度为

$$\frac{1\text{mm}}{50}=0.02\text{mm}$$

精度 0.02 表示游标尺上一个最小分格比主尺上一个最小分格长度小 0.02mm。

游标卡尺的读数包括整数部分（$L$）和小数部分（$\Delta L$）。如图 1-2 所示，在测物体的总长度时，把物体夹在量爪之间，被测物体的总长度是游标尺零线与主尺零线之间的距离。

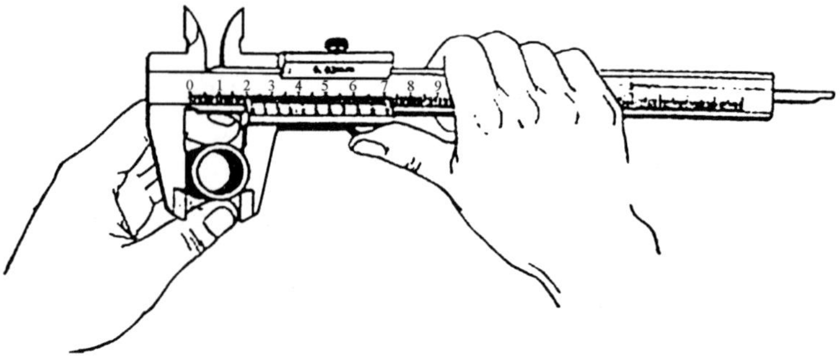

图 1-2　游标卡尺的使用

具体读数方法可分两步进行。

（1）主尺读数　读出主尺上最靠近游标尺“0”刻线的整数部分 $L$。

（2）游标读数　找出游标尺上“0”刻线右边第几条刻线和主尺的刻线对得最齐，将该条刻线的序号乘以游标尺的精度，即为小数部分 $\Delta L$。

如图 1-3 所示，游标卡尺的精度是 0.02mm，主尺上最靠近游标“0”线的刻线在 33.00mm 和 34.00mm 之间，主尺读数为 $L=33.00$mm；游标尺上“0”线右边第 23 条刻线和主尺的刻线对得最齐，游标部分的读数 $\Delta L$ 为 $23\times0.02=0.46$（mm）。被测物体长度为：

$$L+\Delta L=33.00+0.02\times23=33.46(\text{mm})$$

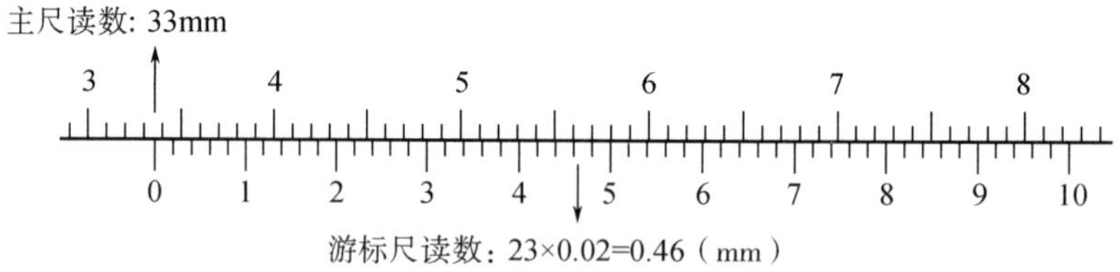


图 1-3　游标卡尺的读数

**2. 螺旋测微计**　螺旋测微计也叫千分尺，是一种比游标卡尺更精密的量具，较为常见的一种如图1-4所示，分度值是 0.01mm，量程为 0～25mm。

其构造主要分为两部分。一部分是曲柄和固定套筒互相牢固地连在一起；另一部分是微分筒和测微螺杆牢固地连在一起。因为在固定套筒里刻有阴螺纹，测微螺杆的外面刻有阳螺旋，所以后一组可以相对前一组转动。转动时测微螺杆就向左或右移动，曲柄附在测砧和固定套筒上。微分筒后端附有测力装置（保护棘轮）。当锁紧手柄锁紧后，固定套筒和微分筒的位置就固定不变。

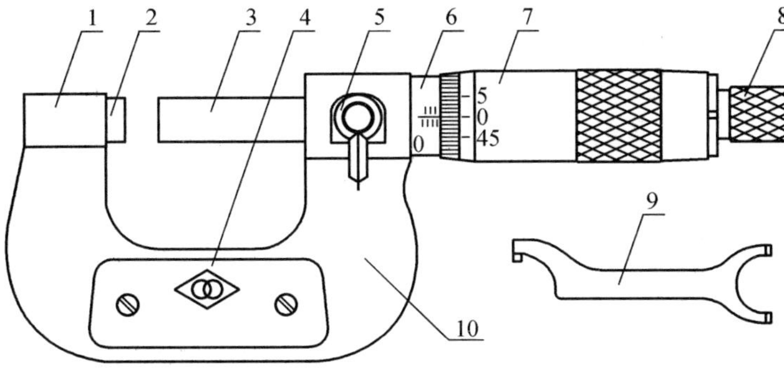


**图 1-4 螺旋测微计的外形与构造**

1. 尺架 2. 测砧 3. 测微螺杆 4. 隔热装置 5. 锁紧装置 6. 固定套筒 7. 微分筒 8. 测力装置 9. 扳子 10. 曲柄

固定套筒上刻有一条横线，其下侧是一个有毫米刻度的直尺，即主尺；它的任一刻线与其上侧相邻线的间距是 0.5mm。在微分筒的一端侧面上刻有 50 等分的刻度，称为副尺。测微螺杆的螺距 0.5mm，即微分筒旋转一周，测微螺杆就前进或后退 0.5mm，因此微分筒每转一个刻度，测微螺杆就前进或者后退 $\frac{0.5}{50}=0.01\text{mm}$，这个数值就是螺旋测微计的精密度。

若测微螺杆的一端与测砧相接触，微分筒的边缘就和固定套筒上零刻度相重合，同时微分筒边缘上的零刻度线和固定套筒主尺上的横线相重合，这就是零位，如图 1-5（a）所示。当微分筒向后旋转一周时，测微螺杆就离开测砧 0.5mm，固定套筒上便露出 0.5mm 的刻度线，向后转两周，固定套筒上露出 1mm 的刻线，表示测微螺杆和测砧相距 1mm，依此类推。因此根据微分筒边缘所在的位置可以从主尺上读出 0.5mm 以上的读数（0.5，1，1.5…），不足 0.5mm 的小数部分从副尺上读出。

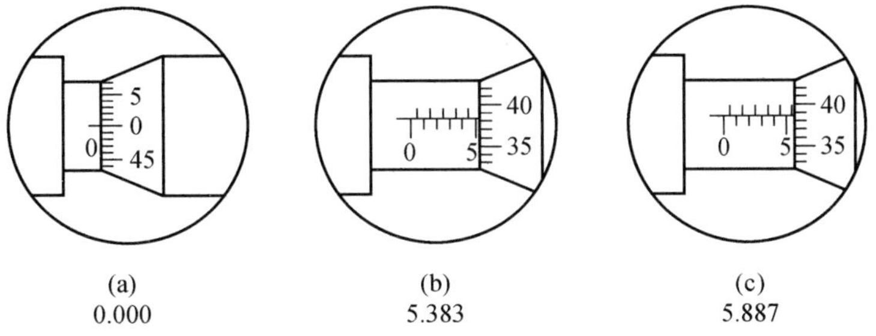


**图 1-5 读数示意图**

如图 1-5（b）所示，在固定套筒的主尺上的读数超过 5mm 不到 5.5mm，主尺的横线所对微分筒边缘上的刻度数已经超过了 38 个刻度，而还没达到 39 个刻度，估读为 38.3，因此物体的长度为

$$l=5\text{mm}+38.3\times 0.01\text{mm}=5.383\text{mm}$$

结果中最后一位数字 3 是估读的。

在图 1-5（c）所示中，在固定套筒的主尺上的读数已超过 5.5mm 不到 6mm；微分筒边缘上的刻度读数为 38 格多，还没达到 39 个刻度，多出的部分约为一个格的十分之七，所以估读为 38.7。它的读数应为

$$l = 5.5\text{mm} + 38.7 \times 0.01\text{mm} = 5.887\text{mm}$$

最后一位数字 7 是估读的。在这里请特别注意上面两个读数的区别。

## [实验步骤]

**1. 游标卡尺的使用**

（1）先使游标卡尺的两量爪密切结合，测零点读数，若游标上的零刻线与主尺上的零刻线重合，则零点读为零。右手握主尺，用拇指推动游标尺上小轮，使游标尺向右移动到某一任意位置，固定螺丝 M 后读出长度值。在掌握操作方法和读数方法后开始测量。

（2）用游标卡尺测圆筒的内径、外径、深度和高度，填入表 1-1。注意要取不同的位置反复测五次，按表中的要求填写各项，并求出圆筒内体积、绝对误差、相对误差和测量结果。

**2. 螺旋测微计的使用**

（1）掌握螺旋测微计注意事项，熟悉使用方法和读数方法后，再开始测量。

（2）记下零点读数，测量小钢球和金属丝的直径各五次。将测量值填入表 1-2，并求钢球的体积和金属丝的截面积以及它们的绝对误差、相对误差和测量结果。

## [数据记录与处理]

**1. 游标卡尺的使用**

**表 1-1　游标卡尺测量圆筒**　　　　精密度：______ mm

| 项　目 | 测量值（mm） | 平均值（mm） | 绝对误差（mm） | 平均绝对误差（mm） | 测量结果（mm） |
|---|---|---|---|---|---|
| 内径 $d$ | | | | | |
| | | | | | |
| | | | | | |
| | | | | | |
| | | | | | |
| 外径 $D$ | | | | | |
| | | | | | |
| | | | | | |
| | | | | | |
| | | | | | |

续表

| 项　目 | 测量值（mm） | 平均值（mm） | 绝对误差（mm） | 平均绝对误差（mm） | 测量结果（mm） |
|---|---|---|---|---|---|
| 深度 $h$ | | | | | |
| | | | | | |
| | | | | | |
| | | | | | |
| | | | | | |
| 高度 $H$ | | | | | |
| | | | | | |
| | | | | | |
| | | | | | |
| | | | | | |

圆筒内的体积　$\overline{V}_1=\frac{1}{4}\pi\overline{d}^2\overline{h}=$

相对误差　$\frac{\overline{\Delta V_1}}{\overline{V}_1}\times 100\%=\left(2\frac{\overline{\Delta d}}{\overline{d}}+\frac{\overline{\Delta h}}{\overline{h}}\right)\times 100\%=$

绝对误差　$\overline{\Delta V_1}=\overline{V}_1\times\frac{\overline{\Delta V_1}}{\overline{V}_1}=$

测量结果　$\overline{V}_1\pm\overline{\Delta V_1}=$

**2. 螺旋测微器的使用**

**表 1-2　螺旋测微计测量直径**　　精密度：______ mm

| 零点读数 | $\Delta d=$______________ mm | | | | | | |
|---|---|---|---|---|---|---|---|
| 项　目 | 次数 | 读数（mm） | 测量值（mm）（读数$-\Delta d$） | 平均值（mm） | 绝对误差（mm） | 平均绝对误差（mm） | 测量结果（mm） |
| 钢球直径 $D$ | 1 | | | | | | |
| | 2 | | | | | | |
| | 3 | | | | | | |
| | 4 | | | | | | |
| | 5 | | | | | | |
| 金属丝直径 $d$ | 1 | | | | | | |
| | 2 | | | | | | |
| | 3 | | | | | | |
| | 4 | | | | | | |
| | 5 | | | | | | |

钢球的体积　$\overline{V}_2=\frac{1}{6}\pi\overline{D}^3=$

相对误差 $\frac{\overline{\Delta V_2}}{\overline{V_2}}\times 100\%=3\frac{\overline{\Delta D}}{\overline{D}}\times 100\%=$

体积的绝对误差 $\overline{\Delta V_2}=\overline{V_2}\times\frac{\overline{\Delta V_2}}{\overline{V}}=$

测量结果 $\overline{V_2}\pm\overline{\Delta V_2}=$

金属丝的截面积 $\overline{S}=\frac{1}{4}\pi\overline{d}^2=$

相对误差 $\frac{\overline{\Delta S}}{\overline{S}}\times 100\%=2\frac{\overline{\Delta d}}{\overline{d}}\times 100\%=$

截面积的绝对误差 $\overline{\Delta S}=\overline{S}\times\frac{\overline{\Delta S}}{\overline{S}}=$

测量结果 $\overline{S}\pm\overline{\Delta S}=$

## [注意事项]

**1. 游标卡尺**

（1）不要用游标卡尺测量运动中或过热的物体。

（2）推游标尺时，不要用力过大。可用左手拿着被测物体，右手拿着卡尺，用右手大拇指轻轻推游标尺，使量爪触靠物体，切记不要夹得过紧和在量爪处来回擦动，以免损坏刀口。

（3）读数时要将固定螺钉 M 固定；移动游标尺时，应松开固定螺丝 M。

（4）用完后，必须揩净量面，上油防锈，放回仪器盒内，切勿受潮湿，这样才能保持它的准确度，延长使用寿命。

（5）卡尺存放应避开磁体、热源和有腐蚀性环境。

**2. 螺旋测微计**

（1）测量时手要握住隔热装置，不要接触尺架，以免影响测量精度。

（2）当使测微螺杆的一端靠近并接触被测物或测砧时，不要再直接旋转微分筒，一定要改旋保护棘轮，当听到“咔、咔”的声音，就不再旋转保护棘轮了。这样可以保证测微螺杆以适当压力加在被测物或测砧上，不太松又不太紧。

（3）测量时，不足微分筒一格的测量值可估读。

（4）测量前要调好零位，记录零点读数。如果微分筒边缘上零线与固定套筒主尺上的横线相重合，恰为零位，零点读数为 0。如果活动套筒边缘上零线在主尺横线下方，则零点读数为正值。例如：主尺上横线与活动套筒边缘的第 5 根线重合，零点数是+0.050mm；如果活动套筒边缘零线在主尺横线的上方，则零点读数为负值。例如，主尺上的横线与活动套筒边缘的第 45 根横线（即 0 线下方第五根线）重合，零点读数为−0.050mm。实际物体长度应等于螺旋测微器的读数与零点读数之差。

（5）用完后，测微螺杆和测砧间要留有一定缝隙，防止热膨胀时两者过分压紧而损坏螺纹。再将其擦净放入仪器盒中，置于阴凉干燥的环境中妥善保管。

## [思考题]

1. 游标尺精密度如何计算？用游标卡尺进行测量时，如何读数？
2. 螺旋测微计的精密度如何确定？用它进行测量时如何读数？
3. 使用游标卡尺、螺旋测微计，应注意哪些事项？

# 1-2 读数显微镜和物理天平的使用

## [实验目的]

1. 了解读数显微镜和物理天平的构造和原理。
2. 学会读数显微镜和物理天平的使用方法，掌握如何确定仪器的准确度。
3. 运用误差理论和有效数字的运算规则正确记录和处理实验数据，并分析产生误差的原因。

## [实验器材]

读数显微镜、物理天平、毛细微管、圆环等。

## [仪器描述]

**1. 读数显微镜（移测显微镜）** 读数显微镜是将测微螺旋（或游标装置）和显微镜组合起来成为精确测量长度的仪器，其外形结构如图 1-6 所示。

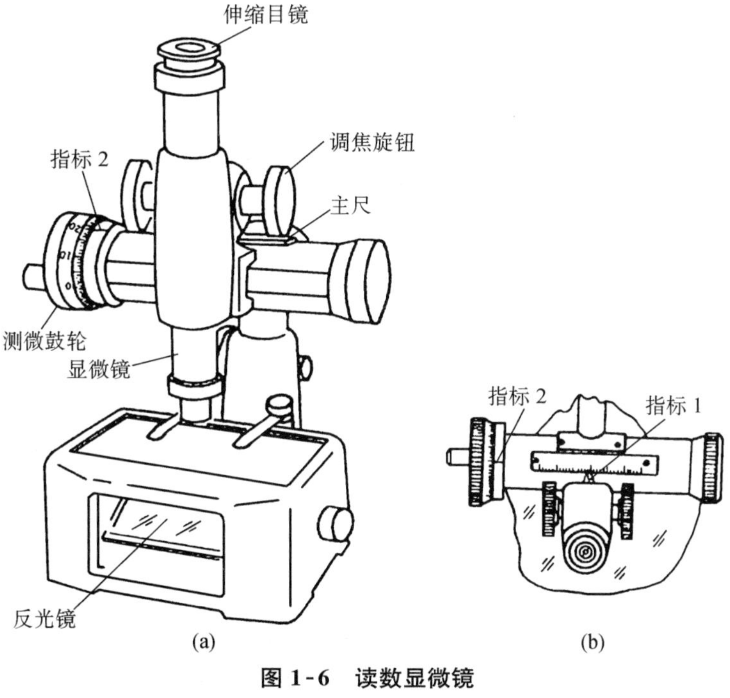


**图 1-6 读数显微镜**

此仪器所附的显微镜是低倍的（20 倍左右），由目镜、十字叉丝（靠近目镜）和物镜三部分组成。测微螺旋的主尺是毫米刻度尺，它的螺距是 1mm，测微鼓轮的周边等分为 100 个分格。每转一个分格，显微镜移动 0.01mm，所以其测量精密度也是 0.01mm。转动测微鼓轮使显微镜移动到某一位置时的读数，可由主尺上的指示值（毫米整数）加上测微鼓轮上的读数得到。

**2. 物理天平** 天平按其精确程度分为物理天平和分析天平。物理天平的构造如图 1-7所示。在横梁的中点和两端共有三个刀口，中间的刀口安放在支柱顶端用玛瑙或硬质合金钢制造的刀垫上，秤盘悬挂在两端的刀口上。可移动的游码附在横梁上，做小游码用。常用物理天平最大称量一般为 500g，每台天平都配有一套砝码。本实验所用天平最大称量为 1000g，1g 以下质量的称量用游码。横梁等分为 20 个分格，每一分格是 100mg，如果把游码从横梁左端移到右端，等于在右盘中加了 2g 的砝码。

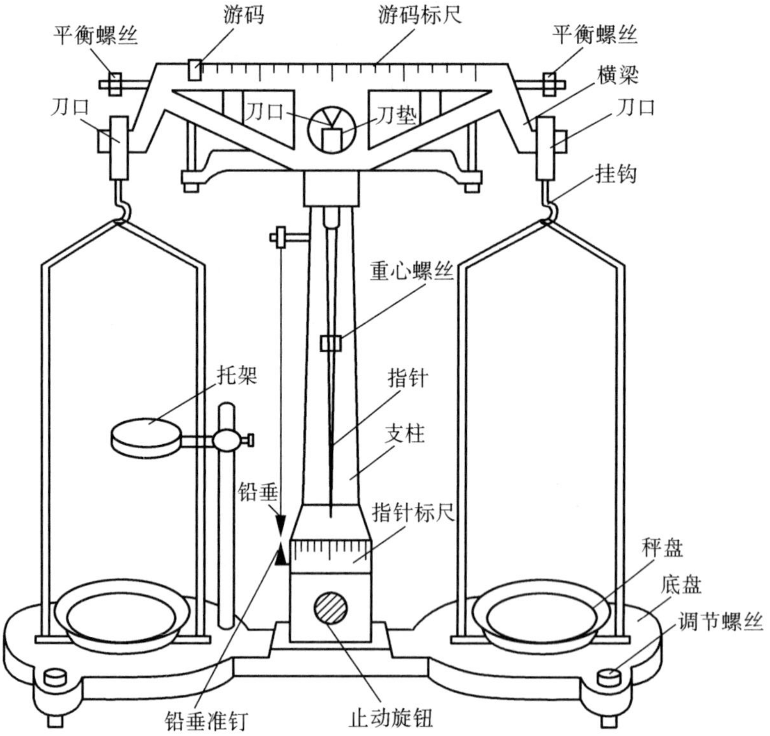


**图 1-7 物理天平**

横梁两侧还有用来调整零点的平衡螺丝。横梁下装有竖直向下的一个指针，支柱上指针下装有指针标尺，可以根据指针的示数判断天平的平衡与否以及灵敏度。天平底座上装有水准仪可以用调节螺丝调整。在底板左侧秤盘的上方装有可放置物品的托架。

## [实验原理]

**1. 读数显微镜** 改变读数显微镜反光镜的角度，使其将置于工作台上的待测物照亮；调节显微镜的目镜，改变目镜和十字叉丝的距离，以清楚地看到十字叉丝为止；转动调焦旋钮，通过由下而上移动显微镜改变物镜到待测物之间的距离，使待测物通过物镜成像于十字叉丝平面上，直到在目镜中同时能看清待测物成的像和十字叉丝并消除视差为止；转动测微鼓轮移动显微镜，使纵向叉丝与测量起始目标位置 A 对准（另一条叉丝和镜筒的移动方向平行），记下读数 $L_A$；沿同方向继续转动测微鼓轮移动显微镜，使纵向叉丝与测量目标的终点位置 B 对准，记下读数 $L_B$。两次读数之差为所测 A、B 两点的距离，即

$$L = L_B - L_A$$

**2. 物理天平** 物理天平测量物体质量的原理是基于杠杆平衡的原理，具体内容参考相关书籍。

## [实验步骤]

**1. 读数显微镜的使用**

（1）掌握读数显微镜注意事项，熟悉使用方法和读数方法后，再开始测量。

（2）用读数显微镜测毛细微管的内径五次，将测量值填入表 1-3 中。

**表 1-3 读数显微镜测量毛细微管内径** 精密度：______ mm

| 项　目 | 次数 | 测量值 | 平均值 | 绝对误差 | 平均绝对误差 | 测量结果 |
|---|---|---|---|---|---|---|
| 毛细微管内径 $d$ (mm) | 1 | | | | | |
| | 2 | | | | | |
| | 3 | | | | | |
| | 4 | | | | | |
| | 5 | | | | | |

**2. 物理天平的使用**

（1）调节刀垫的水平 调整底脚螺丝使支柱铅直或底盘水平。

（2）调零点 在横梁两侧刀口上挂上秤盘。将止动旋钮向右旋转，支起横梁。游码放在零位置上，用平衡螺丝进行调整。

（3）称量 将物体放在左盘，砝码放在右盘，进行称衡（包括测分度值）。用天平称圆环的质量，测量五次，将测量数据填入表 1-4。

每次称量完毕，将止动旋钮向左旋转放下横梁，全部称完后应将挂秤盘的吊钩从刀口上取下，并将砝码复位。

## [数据记录与处理]

**表 1-4 物理天平测量圆环质量**

| 项　目 | 次数 | 测量值 | 平均值 | 绝对误差 | 平均绝对误差 | 测量结果 |
|---|---|---|---|---|---|---|
| 圆环质量 $m$ (g) | 1 | | | | | |
| | 2 | | | | | |
| | 3 | | | | | |
| | 4 | | | | | |
| | 5 | | | | | |

## [注意事项]

**1. 读数显微镜**

（1）在用调焦旋钮对被测物进行调焦前，应先使显微镜镜筒下降接近被测件，然后从目镜中观察，旋转调焦旋钮，使镜筒慢慢向上移动，避免两者相碰挤坏被测物。

（2）防止回程差。由于螺杆和螺母不可能完全密接，螺旋转动方向改变时，其接触状态也改变。所以移动显微镜，使其从反方向对准同一目标的两次读数将不同，因此产生的误差称为回程差。为防止回程差，在测量时应向同一方向转动测微鼓轮，使叉丝和各目标对准，若移动叉丝超过目标时，要多退回一些，再重新向同一方向转动测微鼓轮对准目标。

（3）读数显微镜较为精密，要保持仪器的清洁，使用和搬动时要小心谨慎，避免碰坏。

**2. 物理天平**

（1）天平的负载不得超过其最大量载，以避免横梁和刀口的损伤。

（2）只能在制动的状态下，取放物体和砝码或转动平衡调节螺丝。只有在判断天平平衡的位置时才将天平启动，启动、制动天平的动作要轻。

（3）被测物放左盘，右盘加砝码。不得用手拿砝码，必须用镊子夹取。用过的砝码要直接放到砝码盒中原来的位置，注意保护砝码的准确性并防止小砝码的丢失。

（4）为防止天平与砝码的锈蚀、污染及机械损伤，液体、高温物品、带腐蚀性的化学品等不得直接放在秤盘上。

## [思考题]

1. 使用读数显微镜进行测量时，应该如何操作？要注意哪些问题？
2. 用误差传递公式计算圆环密度的绝对误差 $\Delta\rho$。

# 实验二　转动惯量的测量

## 2-1　用刚体转动实验仪测量转动惯量

刚体的转动定律是刚体转动的动力学规律，与牛顿第二定律 $F=ma$ 相对应，作用力 $F$ 对应为作用力矩 $M$，加速度 $\alpha$ 对应为角加速度 $\beta$，而质量 $m$ 则对应为刚体的转动惯量 $I$，即 $M=I\beta$。刚体转动定律及刚体转动惯量的研究，对于物体转动规律、机器设计及制造有着非常重要的实际意义。物体的转动惯量大小取决于物体的形状、质量分布和转轴的位置。几何形状简单的匀质刚体绕特定轴的转动惯量可由公式直接计算，而形状复杂或非匀质刚体的转动惯量则必须用实验方法进行测定。因此，学习刚体转动惯量的测定方法，具有重要的实际意义。

### [实验目的]

1. 验证刚体转动定律，测定刚体的转动惯量。
2. 观测转动惯量与质量分布的关系。

### [实验器材]

刚体转动实验仪、秒表、米尺、游标卡尺、物理天平、砝码等。

### [仪器描述]

刚体转动实验装置如图 2-1 所示。图中 A 是一个具有不同半径 $r$ 的塔轮，可使相同绳张力作用产生不同的外力矩。塔轮两边对称地伸出两根有等分刻度的均匀细杆 B 和 B′，B 和 B′上各有一个可以移动的圆柱形重物 $m_0$，用以观测转动惯量随质量分布的变化规律以及验证平行轴定理。它们一起组成一个可绕固定轴 OO′转动的刚体系。塔轮上绕一细绳，通过滑轮 C 与砝码 $m$ 相连，当砝码下落时通过细绳对刚体施加外力矩。滑轮 C 的支架可以借固定螺丝 D 而升降，以保证细绳绕塔轮不同的半径转动时均可保持与转轴相垂直。滑轮台架 E 上有一个标识 F 用来判断砝码 $m$ 的起始位置。H 是有固定台架的螺旋扳手。取下塔轮，换上铅直准钉，通过底脚螺丝 $S_1$、$S_2$、$S_3$ 可以调节 OO′竖直。调好 OO′轴线竖直后，再装上塔轮，转动合适后用固定螺丝 G 固定。

### [实验原理]

当塔轮和横杆系统组成的体系在重物 $m$ 的重力作用下绕固定转轴转动时，根据转

动定律，有

$$M = I\beta \tag{2-1}$$

式中：$M$ 为刚体所受的合外力矩（主要由细绳的张力矩 $T \cdot r$ 和轴承的摩擦力矩 $M_f$ 构成），即 $M = T \cdot r - M_f$；$I$ 为刚体对该轴的转动惯量；$\beta$ 为角加速度。

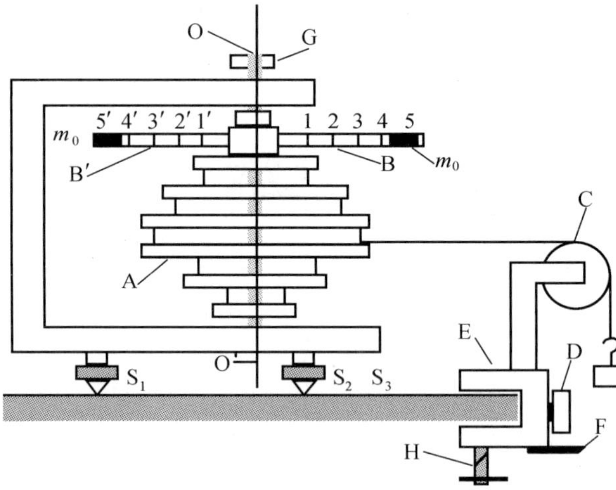


**图 2-1　刚体转动惯量实验仪**

设细绳的张力为 $T$，砝码 $m$ 以匀加速度 $a$ 从静止开始下落，下落的高度为 $h$，所需时间为 $t$，若忽略滑轮及细绳的质量以及滑轮上的摩擦力，且绳不伸长，则有

$$mg - T = ma \tag{2-2}$$

$$h = \frac{1}{2}at^2$$

$$a = r\beta$$

由式（2-1）、式（2-2）可得

$$m(g-a)r = \frac{2h}{rt^2}I + M_f \tag{2-3}$$

实验中若保持 $g \gg a$，则式（2-3）变为

$$mgr = \frac{2h}{rt^2}I + M_f \tag{2-4}$$

若保持 $r$、$h$ 及重物 $m_0$ 的位置不变，改变砝码 $m$ 的大小，则相应的下落时间 $t$ 发生改变，则由式（2-4）有

$$m = \frac{2hI}{gr^2} \cdot \frac{1}{t^2} + \frac{M_f}{gr} = K \cdot \frac{1}{t^2} + C \tag{2-5}$$

式中：$K = \frac{2hI}{gr^2} = \frac{8hI}{gd^2}$，$C = \frac{M_f}{gr} = \frac{2M_f}{gd}$。

上式表明，$m$ 与 $\frac{1}{t^2}$ 呈线性关系。以 $\frac{1}{t^2}$ 为横坐标，$m$ 为纵坐标，做 $m$-$\frac{1}{t^2}$ 图线，则得

一直线，由直线的斜率 $K$ 和截距 $C$ 即可求出刚体的转动惯量 $I$ 摩擦力矩 $M_f$。

## [实验步骤]

1. 按图 2-1 把仪器安放在实验桌上，取下塔轮，换上铅垂准钉，调节水平螺丝，使 OO′轴铅直，再装上塔轮，调节塔轮轴上的固定螺丝使塔轮转动灵活，尽量减少摩擦。调好后用固定螺丝固定，绕线尽量密排。

2. 把细绳密绕在半径 $r$ 的塔轮上（建议绕在半径最大的塔轮上），另一端线通过滑轮 C 系住砝码。调节滑轮 C 的高度，保持细绳与塔轮转轴相垂直，两个重物 $m_0$ 分别放在细杆 B、B′的 5、5′位置。取塔轮和细杆 B、B′及两个重物 $m_0$ 为转动刚体。

3. 将砝码（质量为 5.00g）放置在标记 $F$ 处静止，然后让其自由下落到某一固定位置（一般使其下落到地面为止），保持 $h$ 不变，用秒表测出通过这段距离 $h$ 所需的时间 $t$。重复测 5 次，取 $t$ 的平均值。

4. 然后改变 $m$ 值，至少 6 次，每次增加 5.00g 砝码，用同样的方法测出相应 $m_i$ 值、下落的时间 $t_i$。记录在表 2-2 中。

5. 做出 $m$-$\frac{1}{t^2}$图，验证刚体转动定律，并由直线斜率 $K=\frac{2hI}{gr^2}$和截距 $C=\frac{M_f}{gr}$求出刚体的转动惯量 $I$ 和摩擦力矩 $M_f$。

6. 改变细棒上 $m_0$ 的位置，观测刚体转动惯量随其分布不同而改变的状况。

7. 实验完毕后，将仪器整理好，恢复原位，由教师验收。

## [数据记录与处理]

**表 2-1**

| 次数 | 1 | 2 | 3 | 4 | 5 | 平均 |
|---|---|---|---|---|---|---|
| $d$（cm） | | | | | | |
| $h$（cm） | | | | | | |

**表 2-2**

| 次数 | 1 | 2 | 3 | 4 | 5 | 平均 |
|---|---|---|---|---|---|---|
| $m$=5g；$t_i$ | | | | | | |
| $m$=10g；$t_i$ | | | | | | |
| $m$=15g；$t_i$ | | | | | | |
| $m$=20g；$t_i$ | | | | | | |
| $m$=25g；$t_i$ | | | | | | |
| $m$=30g；$t_i$ | | | | | | |

**表 2-3**

| $m$ | 5g | 10g | 15g | 20g | 25g | 30g |
|---|---|---|---|---|---|---|
| $\frac{1}{t^2}$ | | | | | | |

做出 $m$-$\frac{1}{t^2}$图，验证刚体转动定律，并由直线斜率 $K=\frac{2hI}{gr^2}$和截距 $C=\frac{M_f}{gr}$求出刚体的转动惯量 $I$ 和摩擦力矩 $M_f$。

$$\bar{I}= \qquad \overline{\Delta I}=$$

$$I=\bar{I}\pm\overline{\Delta I}=$$

$$M_f=$$

## [注意事项]

1. 实验中配备了 10 个砝码，每个砝码的质量均为 5g。
2. 细线要与塔轮相切。
3. 细线要与桌面相平行（或细线要与 OO′轴垂直）。

## [思考题]

1. 误差产生的主要原因是什么？在做实验时应注意什么？
2. 写出用误差传递公式计算转动惯量 $I$ 的绝对误差 $\Delta I$ 的计算过程。（提示：将 $I$ 看成 $d$ 和 $h$ 的函数，把 $K$ 作为真值看待）。

# 2-2 用三线摆测量刚体转动惯量

## [实验目的]

1. 掌握三线摆测量物体转动惯量的原理及方法。
2. 研究刚体转动惯量与其质量分布的关系。

## [仪器与器材]

三线摆、米尺、游标卡尺、天平、停表、待测样品 A（薄圆柱体）、样品 B（半径和质量与样品 A 相同的圆环）。

## [实验原理]

三线摆如图 2-2 所示，由上、下两个圆盘，用三条金属线联结而成。圆盘系线的点是与圆心等距离的等边三角形的三个顶点。当三悬线等长，上、下盘都为水平时，下盘可绕中心线 $O_1O_2$ 作扭摆转动。同时下盘的质心 $O_2$ 沿转轴升降。扭转周期与下盘的转动惯量有关。如果把待测物放在下盘上（放置要适当，使三线的张力相等），系统的扭转周期就要改变。

设悬线长为 $l$，上盘悬线距盘心为 $r$，下盘悬线距盘心为 $R$，如图 2-3 所示。当下盘绕 $O_1O_2$ 轴扭转一小角度 $\theta$ 时，线的系点 $A$ 移到位置 $A'$，同时下盘升高 $h$ 。可以看出：

$$h=O_2O_2'=BC-BC'=\frac{BC^2-BC'^2}{BC+BC'}$$

因为 $BC^2=AB^2-AC^2=l^2-(R-r)^2$

$BC'^2 = A'B^2 - A'C'^2 = l^2 - (R^2 + r^2 - 2Rr\cos\theta)$

所以：$h = \dfrac{2Rr(1-\cos\theta)}{BC+BC'} = \dfrac{4Rr\sin^2(\theta/2)}{BC+BC'}$

当扭转角很小且悬线很长时，$BC+BC' \approx 2H$（$H$ 为两盘间距离），而 $\sin\dfrac{\theta}{2} \approx \dfrac{\theta}{2}$

于是有 $h = \dfrac{Rr\theta^2}{2H}$。当下盘扭转为最大角 $\theta_0$ 时，则下盘升高为

$$h_0 = \frac{Rr\theta_0^2}{2H} \tag{2-6}$$

此时动能为零，重力势能为

$$E_P = m_0 g h_0 = m_0 g \frac{Rr\theta_0^2}{2H}$$

式中：$m_0$ 为下盘的质量。

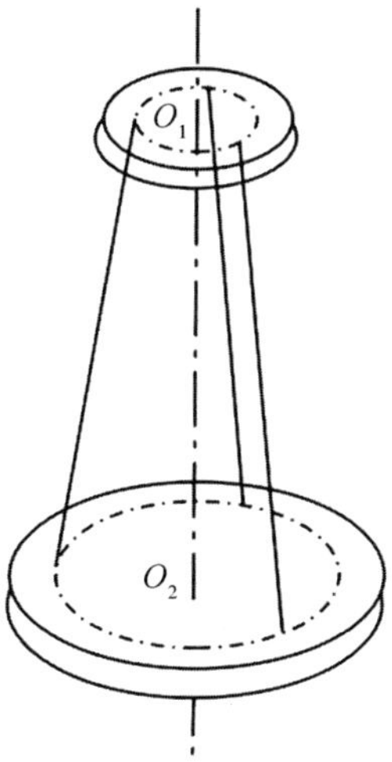


图 2-2　三线摆

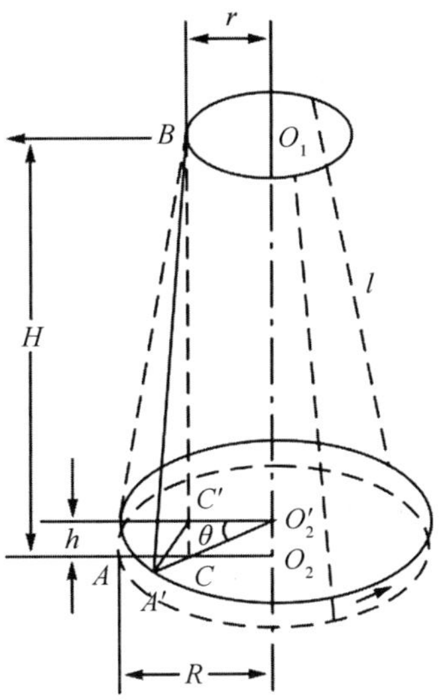


图 2-3　三线摆原理

当下盘通过平衡位置时，其转动动能（此时重力势能为零，平动动能远小于转动动能，可忽略）为

$$E_k = \frac{1}{2} I_0 \omega_0^2$$

式中：$I_0$ 为下盘的转动惯量；$\omega_0$ 是下盘通过平衡位置时的角速度。

如果不考虑摩擦阻力，根据机械能守恒定律 $E_P = E_K$，则

$$m_0 g h_0 = \frac{1}{2} I_0 \omega_0^2 \tag{2-7}$$

若扭转的角度足够小，下盘绕 $O_1O_2$ 的扭转运动可看作简谐运动，则角位移 $\theta$ 和时间 $t$ 的关系可写成

$$\theta=\theta_0\sin\frac{2\pi}{T_0}t$$

式中：$T_0$ 为下盘的扭转周期。

上式对时间 $t$ 求导数，得下盘在 $t$ 时刻的角速度为

$$\omega=\frac{d\theta}{dt}=\frac{2\pi}{T_0}\theta_0\cos\frac{2\pi}{T_0}t$$

于是可得下盘通过平衡位置时（$t=0$、$\frac{T_0}{2}$、$T_0$、$\frac{3T_0}{2}\cdots$），角速度的大小为

$$\omega_0=\frac{2\pi\theta_0}{T_0} \tag{2-8}$$

把式（2-1）和式（2-3）代入式（2-2），得

$$I_0=\frac{m_0gRr}{4\pi^2H}T_0^2 \tag{2-9}$$

实验时，测出 $m_0$、$R$、$r$、$H$ 及 $T_0$，利用式（2-4）即可求出下圆盘的转动惯量 $I_0$。

若在下盘上放置另一质量为 $m$ 的物体，则系统的转动惯量为

$$I=\frac{(m_0+m)\ gRr}{4\pi^2H}T^2 \tag{2-10}$$

式中：$T$ 为系统的流转周期。

则待测物的转动惯量（对 $O_1O_2$ 轴）为

$$I'=I-I_0 \tag{2-11}$$

## [实验步骤]

1. 测定仪器常数 $m_0$、$R$、$r$ 及待测样品的质量和内、外径。

2. 调节上、下圆盘成水平（有条件可用水准仪调节），用米尺测出两盘的间距 $H$。

3. 扭转上盘（为了避免下盘发生晃动，故不直接扭转下盘），通过悬线使下盘作扭转摆动，待摆动稳定时，用秒表测出它来回摆动 50 次所需要的总时间。重复 3 次，算出周期的平均值，按式（2-4）计算下圆盘的转动惯量 $I_0$。

4. 把样品 A、B 分别放在下盘上，并使它们的中心对准下盘中心，重复步骤 3，算出平均周期，再按式（2-5）和式（2-6）计算两样品的转动惯量 $I'$。

5. 根据公式计算转动惯量的理论值，与实验值比较，计算相对误差，并记录在表 2-1、表 2-2。数据记录如下。

仪器常数：$R=$，$r=$

样品 A：直径 $d_A=$

样品 B：内径 $d_内=$，外径 $d_外=$

两盘间距 $H=$

**表 2-1 三线摆的下盘和样品的转动惯量**

| 项目<br>次序<br>数据<br>物理量 | 下盘 | | | 样品 A 与下盘中心重合 | | | 样品 B 与下盘中心重合 | | |
|---|---|---|---|---|---|---|---|---|---|
| | 1 | 2 | 3 | 1 | 2 | 3 | 1 | 2 | 3 |
| 振动次数 | | | | | | | | | |
| 总时间 $t$（s） | | | | | | | | | |
| 周期 $T$（s） | | | | | | | | | |
| 平均周期 $\overline{T}$（s） | | | | | | | | | |
| 系统 $I$（$kg \cdot m^2$） | | | | | | | | | |

**表 2-2 实验值与理论值的比较**

| 项目 | 质量（kg） | $I$ 理论值（$kg \cdot m^2$） | $I$ 实验值（$kg \cdot m^2$） | 相对误差 |
|---|---|---|---|---|
| 下圆盘 | | | | |
| 样品 A | | | | |
| 样品 B | | | | |

## [思考题]

1. 三线摆的扭转角为什么不能大（约 5°左右）？

2. 三线摆摆动时为什么不允许晃动，怎样扭转才可防止它晃动？

3. 放待测物时为什么要使三悬线张力相等？

4. 由实验结果可以看到，圆盘和圆环的质量相同，外径相等，但转动惯量却不同，试问为什么？

5. 现有两相同薄圆柱（直径小于圆盘半径 $R$），要测它们以自己任一母线为轴的转动惯量，试说明怎样测量？

# 实验三　液体黏滞系数的测定

## 3-1　用乌式黏度计测定酒精的黏滞系数

### [实验目的]

1. 进一步巩固和理解黏滞系数的概念。
2. 学会一种测定黏滞系数的方法。

### [实验器材]

黏度计、铁架台、秒表、温度计、打气球、玻璃缸、蒸馏水、酒精、量杯等。

### [仪器描述]

如图 3-1 所示，黏度计是由三根彼此相通的玻璃管 A、B、C 构成。A 管经一胶皮管与一打气球相连，A 管底部有一大玻璃泡，称为贮液泡；B 管称为测量管，B 管中部有一根毛细管，毛细管上有一大和一小两个玻璃泡，在大泡的上下端分别有刻线 N、N′；C 管称为移液管，C 管上端有一乳胶管，可以在 C 管处设置夹子。整个实验是在装满水的玻璃缸中进行。

### [实验原理]

一切实际液体都具有一定的“黏滞性”，当液体流动时，由于黏滞性的存在，不同的液层有不同的流速 $v$，流速大的一层对流速小的一层施以动力，流速小的一层对流速大的一层施以阻力，因而各层之间就有内摩擦力的产生，如图 3-2 所示。实验表明，内摩擦力的大小与相邻两层的接触面积 $S$ 及速度梯度 $\mathrm{d}v/\mathrm{d}y$ 成正比，即

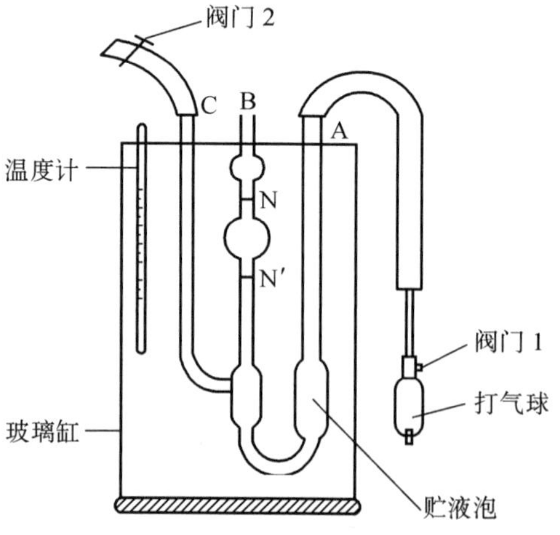


图 3-1　乌式黏度计

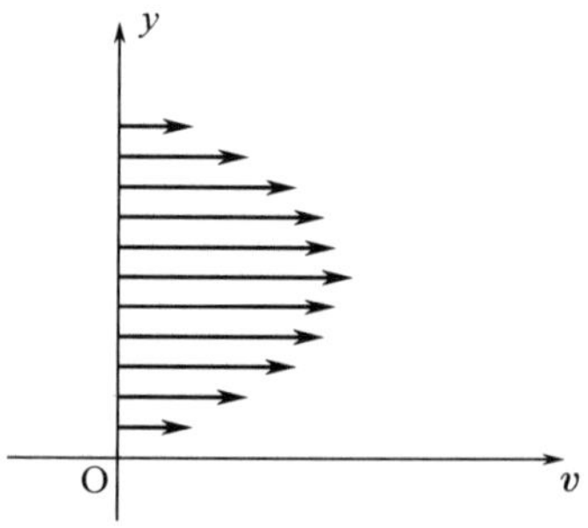


图 3-2　速度梯度

$$F=\eta\cdot\frac{\mathrm{d}v}{\mathrm{d}y}\cdot S$$

式中：比例系数 $\eta$ 称为黏滞系数，又称内摩擦系数。不同的液体具有不同的黏滞系数。

一般情况下，液体的 $\eta$ 值随温度的升高而减少。在国际单位制中，$\eta$ 的单位为帕·秒（Pa·s）。

当黏滞液体在细管中作稳恒流动时，若管的半径为 $R$，管长为 $L$，细管两端的压强差为 $\Delta P_1$，液体的黏滞系数为 $\eta_1$，则在时间 $t_1$ 内液体流经细管的体积 $V$ 可依泊肃叶公式求出

$$V=\frac{\pi R^4}{8\cdot\eta_1\cdot L}\cdot\Delta P_1\cdot t_1 \tag{3-1}$$

同理，对于同一细管，若换用另一种黏滞系数为 $\eta_2$ 的液体，并假设这时细管两端的压强差为 $\Delta P_2$，体积仍为 $V$ 的液体流经细管所需时间为 $t_2$，则有

$$V=\frac{\pi R^4}{8\cdot\eta_2\cdot L}\cdot\Delta P_2\cdot t_2 \tag{3-2}$$

由式（3-1）和式（3-2）得

$$\eta_2=\frac{\Delta P_2\cdot t_2}{\Delta P_1\cdot t_1}\cdot\eta_1 \tag{3-3}$$

如果实验时把细管铅垂方向放置，则压强差是由重力引起的，于是

$$\frac{\Delta P_2}{\Delta P_1}=\frac{\rho_2\cdot g\cdot h}{\rho_1\cdot g\cdot h}=\frac{\rho_2}{\rho_1} \tag{3-4}$$

此处 $\rho_1$ 及 $\rho_2$ 是两种不同液体的密度，将式（3-4）代入式（3-3），得

$$\eta_2=\frac{\rho_2\cdot t_2}{\rho_1\cdot t_1}\cdot\eta_1 \tag{3-5}$$

可见，如果一种液体的黏滞系数 $\eta_1$ 为已知，且两种液体的密度 $\rho_1$ 及 $\rho_2$ 可查表得到，则只要测出两种液体流经同一细管的时间 $t_1$ 和 $t_2$，即可根据式（3-5）算出被测液体的黏滞系数 $\eta_2$。本实验是已知蒸馏水的 $\eta_1$ 值，求待测酒精的 $\eta_2$ 值。

黏滞系数的测定是医学和生物实验中常常遇到的。这种由一种物质的已知量 $\eta_1$ 求得另一种物质的相应未知量 $\eta_2$ 方法称之为比较测量法，是实验科学中常用的方法之一。

## [实验步骤]

1. 松开固定黏度计的夹子，取出黏度计，分别将蒸馏水灌入黏度计的 B 管、C 管中冲洗黏度计，并用打气球将水挤出。

2. 把洗好的黏度计放在充满水的玻璃缸中，将黏度计调整为铅垂状态，此时旋紧固定黏度计的夹子。

3. 在实验过程中，为尽量保证温度稳定，特将黏度计放在盛有室温水的玻璃缸内进行。

4. 打开阀门 1 和阀门 2，将蒸馏水由 C 管灌入黏度计内，灌到贮液泡四分之三的体积时，即可停止注入蒸馏水。

5. 关闭阀门 1 和旋紧阀门 2，用手按动打气球，此时水开始从 B 管中上升，当蒸馏

水上升到B管顶端的小泡位置时，即可停止打气。

6. 先打开阀门1，然后再旋松阀门2，此时水开始从B管中往下降，当水面刚刚降落到刻线N时，用秒表计时，直到液面下降到N′时停止计时，这个时间间隔即为 $t_1$。

7. 重复步骤5、步骤6，测量水流过N、N′所用的时间 $t_1$，重复3次，将数据填入表中。

8. 记下玻璃缸中温度计的读数 $T_1$。

9. 将黏度计取下，倒出蒸馏水，用待测液（本实验用酒精）清洗一下黏度计，然后倒出酒精。

10. 把用待测液（酒精）清洗后的黏度计放入玻璃缸中，并调成铅垂状态，固定住黏度计。

11. 将待测液（酒精）从C管中灌入，灌到贮液泡体积的四分之三时，即可停止注入酒精。

12. 重复步骤5、步骤6，测量酒精流过N、N′所用的时间 $t_2$，重复3次，将数据填入表中。

13. 记下玻璃缸中温度计的读数 $T_2$。

14. 实验完毕将酒精倒入回收酒精的烧杯中。

15. 从本实验讲义的附表中，查出实验温度下水的密度 $\rho_1$ 和水的黏滞系数 $\eta_1$ 值，再查出待测液体的密度 $\rho_2$，根据式（3-5）求出待测液体的黏滞系数 $\eta_2$。

## [数据记录与处理]

| 次　数 | 蒸馏水 $t_1$（s） | 酒精 $t_2$（s） | 绝对误差 $\Delta t_1$（蒸馏水）（s） | 绝对误差 $\Delta t_2$（酒精）（s） |
|---|---|---|---|---|
| 1 | | | | |
| 2 | | | | |
| 3 | | | | |
| 平　均 | | | | |

$T_1=$　　　　℃，$T_2=$　　　　℃

温度：$T=\dfrac{T_1+T_2}{2}=$　　　　℃

查表：水的密度 $\rho_1=$

酒精的密度 $\rho_2=$

水的黏滞系数 $\eta_1=$

计算：$\overline{\eta_2}=\dfrac{\rho_2\cdot\overline{t_2}}{\rho_1\cdot\overline{t_1}}\cdot\eta_1=$

$E\eta_2=\dfrac{\overline{\Delta t_1}}{\overline{t_1}}+\dfrac{\overline{\Delta t_2}}{\overline{t_2}}=$

$\overline{\Delta\eta_2}=\overline{\eta_2}\cdot E\eta_2=$

结果：$\eta_2=\bar{\eta}_2\pm\overline{\Delta\eta_2}=$

## [注意事项]

1. 打气时不要过猛，以免水从 B 管中喷出。

2. 本实验过程中，拿取黏度计及清洗黏度计时，要用拇指和食指拿住最粗的管子即 A 管，切记不可大把抓。

3. 在测量过程中，黏度计要竖直放置并浸入玻璃缸的水中。

## [思考题]

1. 实验中应注意哪些事项？

2. 本实验中误差产生的主要原因是什么？

# 3-2　用奥氏黏度计测定乙醇的黏滞系数

## [实验目的]

1. 进一步理解液体的黏滞性。

2. 掌握用奥氏黏度计测定液体黏滞系数的方法。

## [实验器材]

奥氏黏度计、温度计、秒表、乙醇、蒸馏水、移液管、洗耳球、大烧杯、物理支架等。

## [仪器描述]

奥氏黏度计的形状如图 3-3 所示，是一个 U 形玻璃管。B 泡位置较高，为测定泡；A 泡位置较低，为下储泡；B 泡上下各有一刻痕 m 和 n。以下是一段截面积相等的毛细管 L。

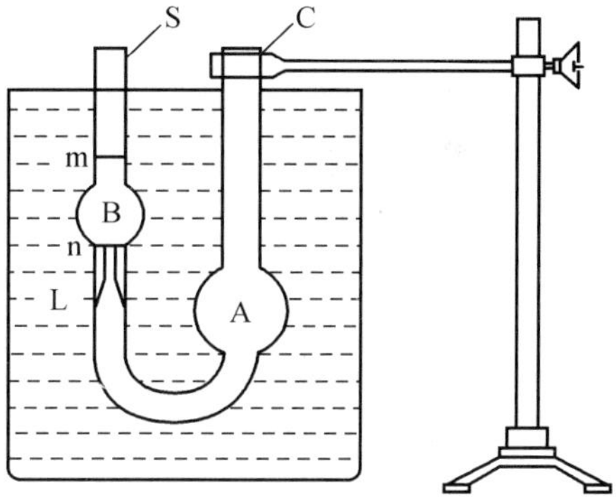


图 3-3　奥氏黏度计装置

## [实验原理]

当黏滞系数为 $\eta$ 的液体在半径为 $R$、长为 $L$ 的毛细管中稳定流动时，若细管两端的压强差为 $\Delta P$，则根据泊肃叶定律，单位时间流经毛细管的体积流量 $Q$ 为

$$Q=\frac{\pi R^4\Delta P}{8\eta L}\tag{3-6}$$

本实验用奥氏黏度计，采用比较法进行测量。

实验时，常以黏滞系数已知的蒸馏水作为比较的标准。先将水注入黏度计的球泡 A 中，再用洗耳球将水从 A 泡吸到 B 泡内，使水面高于刻痕 m，然后将洗耳球拿掉，只在重力作用下让水经毛细管又流回 A 泡，设水面从刻痕 m 降至刻痕 n 所用的时间为 $t_1$；若换以待测液体，测出相应的时间为 $t_2$，由于流经毛细管的液体的体积相等，故有

$$V_1=V_2，即 Q_1t_1=Q_2t_2$$

$$\therefore \frac{\pi R^4\Delta P_1}{8\eta_1 L}\cdot t_1=\frac{\pi R^4\Delta P_2}{8\eta_2 L}\cdot t_2$$

即得

$$\frac{\eta_2}{\eta_1}=\frac{\Delta P_2 \cdot t_2}{\Delta P_1 \cdot t_2} \tag{3-7}$$

式中：$\eta_1$ 和 $\eta_2$ 分别表示水和待测液体的黏滞系数。设两种液体的密度分别为 $\rho_1$ 和 $\rho_2$，因为在两次测量中，两种液面高度差 $\Delta h$ 变化相同，则压强差之比为

$$\frac{\Delta P_1}{\Delta P_2}=\frac{\rho_1 g \Delta h}{\rho_2 g \Delta h}=\frac{\rho_1}{\rho_2} \tag{3-8}$$

代入式 3-7，得

$$\eta_2=\frac{\rho_2 t_2}{\rho_1 t_1} \cdot \eta_1 \tag{3-9}$$

从本实验最后的附表中查出实验温度下的 $\rho_1$、$\rho_2$ 和 $\eta_1$ 值，则根据式 3-9 可求得待测液体的黏滞系数 $\eta_2$。

## [实验步骤]

1. 在大烧杯内注入一定室温的清水，以不溢出杯外为度，作为恒温槽。

2. 用蒸馏水将黏度计内部清洗干净并甩干，将其铅直地固定在物理支架上，放在恒温槽中。

3. 用移液管将一定量的蒸馏水（一般取 5～10mL）由管口 C 注入 A 泡。注意：取水和取待测液体的用具不要混用，每次应冲洗干净。

4. 用洗耳球将蒸馏水吸入 B 泡，使其液面略高于刻痕 m，然后让液体在重力作用下经毛细管 L 流下。当液面降至痕线 m 时，按动秒表开始计时，液面降至痕线 n 时，按停秒表，记下所需时间 $t_1$。重复测量 $t_1$ 3 次。

5. 将蒸馏水换成待测液体乙醇，重复上述步骤 3 和步骤 4，测量同体积的乙醇流经毛细管时所用时间 $t_2$，重复测量 3 次。(先将黏度计用待测液体乙醇清洗)

6. 测量恒湿槽中水的温度 $T$。

## [数据记录与处理]

查表与记录：$T=$ ℃

蒸馏水的密度 $\rho_1=$ kg/m³

乙醇的密度 $\rho_2=$ kg/m³

蒸馏水的黏滞系数 $\eta_1=$ Pa·s

| 次　数 | 蒸 馏 水<br>$t_1$ (s) | 乙　醇<br>$t_2$ (s) | $t_1$ 的绝对误差<br>$\Delta t_1$ (s) | $t_2$ 的绝对误差<br>$\Delta t_2$ (s) |
|---|---|---|---|---|
| 1 | | | | |
| 2 | | | | |
| 3 | | | | |
| 平 均 | | | | |

计算：

$$\overline{\eta_2}=\frac{\rho_2 \cdot \overline{t_2}}{\rho_1 \cdot \overline{t_1}} \cdot \eta_1=$$

$$E\eta_2=\frac{\overline{\Delta t_1}}{\overline{t_1}}+\frac{\overline{\Delta t_2}}{\overline{t_2}}=$$

$$\overline{\Delta\eta_2}=\overline{\eta_2}\cdot E\eta_2=$$

结果： $$\eta_2=\overline{\eta_2}\pm\overline{\Delta\eta_2}=$$

## [思考题]

1. 为什么要取相同体积的待测液体和标准液体进行测量？
2. 为什么实验过程中要将黏度计浸在水中？
3. 测量过程中为什么必须使黏度计保持竖直位置？

# 3-3 用斯托克斯公式测定液体的黏滞系数

## [实验目的]

1. 掌握用斯托克斯公式测定液体的黏滞系数的方法。
2. 熟悉使用基本测量仪器。

## [实验器材]

盛有被测液体（甘油）的量筒、温度计、镊子、小球（$\phi$1.0mm钢滚珠）、秒表、米尺、千分尺、提网等。

## [实验原理]

一个半径为 $r$ 的小球，以速度 $v$ 在无限广阔的液体中运动，当速度较小（不产生旋涡）时，根据斯托克斯定律，它所受到的黏滞阻力为

$$F=6\pi\eta rv \tag{3-10}$$

需要指出，力 $F$ 并不是小球表面和流体之间的摩擦力，而是附着在小球表面同小球一起运动的一层液体与周围液体之间的内摩擦力。$\eta$ 为液体的黏滞系数或内摩擦系数，它与小球的材质无关，仅取决于液体的种类和温度。$\eta$ 的单位为 Pa · s。

在本实验中，是使小球在甘油中竖直下落，当下落速度增到一定数值时，小球受到的黏滞阻力和重力、浮力达到平衡，因此小球以匀速度开始下落，这样就可测定它的下落速度，由式（3-10）和平衡条件可得

$$\frac{4}{3}\pi r^3(\rho-\sigma)g=6\pi\eta rv \tag{3-11}$$

$\rho$ 或 $\sigma$ 分别是小球和液体的密度。由式 3-11 可得

$$\eta=\frac{2}{9}\cdot\frac{(\rho-\sigma)gr^2}{v} \tag{3-12}$$

但此式仅以流体为无限广阔的情况下方能成立，实际上小球是在内直径为 $d_1$ 的量筒中下落，因此还需加上一校正系数，同时注意到 $v=L/t$（$L$ 和 $t$ 分别为小球下落的距离和时间），$r=d_2/2$（$d_2$ 为小球直径），于是式（3-12）应改为

$$\eta=\frac{(\rho-\sigma)gd_2{}^2t}{18L(1+\frac{2.4d_2}{d_1})} \tag{3-13}$$

在本实验中，取$\left(1+\frac{2.4d_2}{d_1}\right)=1.088$，$g=9.8\text{m/s}^2$，已知小球密度$\rho=7.800\times10^3\text{kg/m}^3$，甘油的密度$\sigma=1.260\times10^3\text{kg/m}^3$，测得$L$、$t$、$d_2$等量，便可由式3-13算出被测液体甘油的黏滞系数$\eta$。

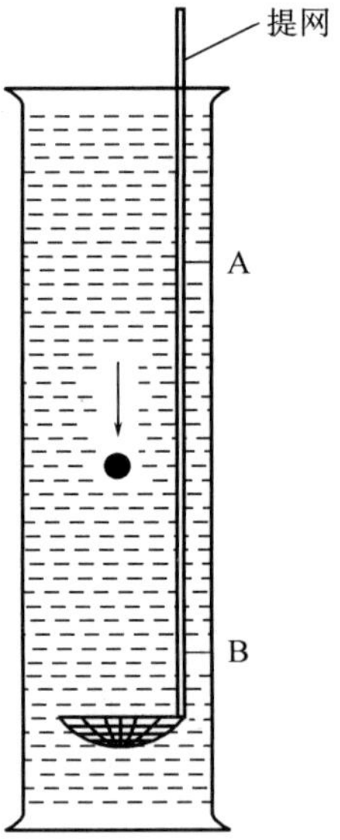

图 3-4

## [实验步骤]

1. 用千分尺测定小球直径$d_2$ 5次。

2. 将小球放在盛有被测液体（甘油）的量筒管中央，使其在液体中徐徐下落。当落至量筒上部刻线A（图3-4）时，启动秒表，当落至下部刻线B时，停止秒表，测出小球通过A、B刻线间所需时间$t$（注意眼睛应平视刻线A、B)。

3. 用提网将小球提起，重复步骤2，测5次。

4. 记下油温（即室温$T$)，用米尺量A、B间的距离$L$，测5次。

5. 由式（3-13）分别计算出5次测量所得甘油的黏滞系数，再算出其平均值。

6. 算出5次测量的绝对误差，再算出平均绝对误差、平均相对误差，并将结果表示成$\eta=\overline{\eta}\pm\overline{\Delta\eta}=\cdots$的标准形式。

## [数据记录与处理]

| 次　数 | $d_2$（m) | $t$（s) | $L$（m) | $\eta$（Pa·s) | $\Delta\eta$（Pa·s) |
|---|---|---|---|---|---|
| 1 | | | | | |
| 2 | | | | | |
| 3 | | | | | |
| 4 | | | | | |
| 5 | | | | | |
| 平　均 | | | | | |

$$E\eta=\frac{\overline{\Delta\eta}}{\overline{\eta}}\times100\%$$

结果：

$$\eta=\overline{\eta}\pm\overline{\Delta\eta}=\cdots$$

## [注意事项]

1. 甘油必须静止，油中应无气泡，小球表面必须清洁，表面不带气泡，筒要铅直。

2. 小球应在筒中心徐徐下落，刻线A不能取在靠近液面处。

3. 用提网将小球提起时，注意别让小球从提网与筒间的缝隙掉落筒底。

## [思考题]

1. 设容器内A和B之间为匀速下降区，那么对于同样材质但直径较大的球，该区间也是匀速下降区吗？

2. 如果小球表面有气泡，主要会产生哪些值的测量误差？

# 附表

**附表 3-1 不同温度下酒精的密度**（$10^3$kg/$m^3$）

| t（℃） | 密度 | t（℃） | 密度 | t（℃） | 密度 | t（℃） | 密度 |
|---|---|---|---|---|---|---|---|
| 0 | 0.806 | 15 | 0.794 | 22 | 0.787 | 29 | 0.782 |
| 5 | 0.802 | 16 | 0.793 | 23 | 0.786 | 30 | 0.781 |
| 10 | 0.799 | 17 | 0.792 | 24 | 0.786 | 40 | 0.772 |
| 11 | 0.797 | 18 | 0.791 | 25 | 0.785 | 50 | 0.763 |
| 12 | 0.796 | 19 | 0.790 | 26 | 0.784 | 90 | 0.754 |
| 13 | 0.795 | 20 | 0.789 | 27 | 0.784 | | |
| 14 | 0.795 | 21 | 0.788 | 28 | 0.783 | | |

**附表 3-2 不同温度下纯水的密度**（$10^3$kg/$m^3$）

| t（℃） | 密度 | t（℃） | 密度 | t（℃） | 密度 | t（℃） | 密度 |
|---|---|---|---|---|---|---|---|
| 0 | 0.99987 | 9 | 0.99981 | 18 | 0.99862 | 27 | 0.99654 |
| 1 | 0.99993 | 10 | 0.99973 | 19 | 0.99843 | 28 | 0.99626 |
| 2 | 0.99997 | 11 | 0.99963 | 20 | 0.99823 | 29 | 0.99597 |
| 3 | 0.99999 | 12 | 0.99952 | 21 | 0.99802 | 30 | 0.99567 |
| 4 | 1.00000 | 13 | 0.99940 | 22 | 0.99780 | 31 | 0.99537 |
| 5 | 0.99999 | 14 | 0.99927 | 23 | 0.99756 | 32 | 0.99505 |
| 6 | 0.99997 | 15 | 0.99913 | 24 | 0.99732 | 33 | 0.99473 |
| 7 | 0.99993 | 16 | 0.99987 | 25 | 0.99707 | 34 | 0.99440 |
| 8 | 0.99988 | 17 | 0.99880 | 26 | 0.99681 | 35 | 0.99406 |

**附表 3-3 水在 1～30℃的黏滞系数**（$10^{-3}$Pa·s）

| t（℃） | 黏滞系数 | t（℃） | 黏滞系数 | t（℃） | 黏滞系数 |
|---|---|---|---|---|---|
| 1 | 1.7313 | 11 | 1.2713 | 21 | 0.9810 |
| 2 | 1.6728 | 12 | 1.2360 | 22 | 0.9579 |
| 3 | 1.6191 | 13 | 1.2028 | 23 | 0.9358 |
| 4 | 1.5674 | 14 | 1.1709 | 24 | 0.9142 |
| 5 | 1.5188 | 15 | 1.1404 | 25 | 0.8937 |
| 6 | 1.4728 | 16 | 1.1111 | 26 | 0.8737 |
| 7 | 1.4284 | 17 | 1.0828 | 27 | 0.8545 |
| 8 | 1.3860 | 18 | 1.0559 | 28 | 0.8360 |
| 9 | 1.3462 | 19 | 1.0299 | 29 | 0.8180 |
| 10 | 1.3077 | 20 | 1.0050 | 30 | 0.8007 |

注：实验中温度可记到度以后一位数（或两位数）。例如，15.78℃，这时从表中只能查出 15℃和 16℃所对应的黏滞系数分别为 $1.1404\times10^{-3}$Pa·s 和 $1.1111\times10^{-3}$Pa·s，可见从 15℃上升到 16℃时的 1℃中，水的黏滞系数降低了 $(1.1404\times10^{-3}-1.1111\times10^{-3})$ Pa·s，于是可以认为从 15℃上升到 15.78℃的 0.78℃中，其黏滞系数降低了 $0.78\times(1.1404-1.1111)\times10^{-3}$Pa·s，因此 15.78℃的水的黏滞系数即为 $[1.1404-0.78\times(1.1404-1.1111)\times10^{-3}\text{Pa}\cdot\text{s}]=1.1175\times10^{-3}$Pa·s，或为 $(1.1111+0.22\times0.0293)\times10^{-3}\text{Pa}\cdot\text{s}=1.1175\times10^{-3}$Pa·s。这种方法称为内插法读数或函差法读数。

**附表 3-4　甘油的黏滞系数 $\eta$**（Pa・s）

| $t$（℃） | 0 | 6 | 15 | 21 | 25 | 30 |
| --- | --- | --- | --- | --- | --- | --- |
| $\eta$ | 12.11 | 6.26 | 2.33 | 1.49 | 0.954 | 0.829 |

**附表 3-5　不同温度下酒精的黏滞系数 $\eta'$**（$10^{-4}$ Pa・s）

| $t$（℃） | 0° | 5° | 10° | 15° | 20° | 25° | 30° | 35° | 40° |
| --- | --- | --- | --- | --- | --- | --- | --- | --- | --- |
| $\eta'$ | 17.73 | 16.23 | 14.66 | 13.32 | 12.00 | 10.96 | 10.03 | 9.14 | 8.34 |

# 实验四 液体表面张力系数的测量

## 4-1 用拉脱法测量液体表面张力系数

### [实验目的]

1. 学习用焦利秤测量微小的力。
2. 掌握用拉脱法测量液体表面张力系数的原理和方法。

### [实验器材]

焦利秤、矩形金属片、砝码、游标卡尺、酒精灯、镊子、烧杯、蒸馏水、苛性钠溶液等。

### [仪器描述]

焦利秤是一个精细的弹簧秤，常用于测量微小的力，如图 4-1 所示。在有水平调节螺旋 M 的三角底座上，固定着金属立柱 A，其内装有带毫米刻度的金属管 B，立柱 A 上附有游标 C，升降旋钮 D 可使刻度管 B 上、下移动。在刻度管 B 顶端的横梁上挂有弹簧 S，其下端挂着一个带有指示镜（中央有一标线）的金属杆 Q，刻有标线的玻璃管 G 套在指示镜外。金属杆 Q 下端可挂砝码盘 E 或矩形金属片。H 为载物平台，它的升降可调节平台固定夹 P，平台下面的微调螺旋 N 用来调节载物平台的微小移动。

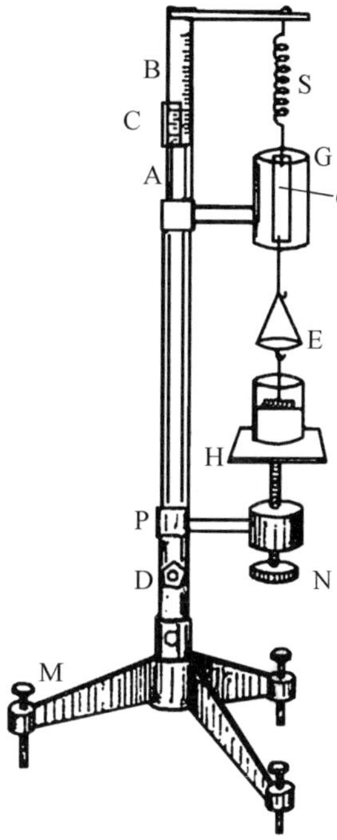


图 4-1 焦利秤

使用焦利秤时先调节水平调节螺旋 M，使金属杆 Q 及指示镜竖直从玻璃管 G 正中通过，然后旋转升降旋钮 D 使指示镜上的标线和玻璃管 G 上的标线及其在指示镜中的像三者重合（简称三线重合），从标尺 C 读出示数 $x_1$。当弹簧下端施以拉力 $F$ 时，弹簧将伸长，此时三线不再重合，再旋转升降旋钮 D 使三线再重合，从标尺 C 读出示数 $x_2$。则弹簧的伸长量为

$$\Delta x = x_2 - x_1 \tag{4-1}$$

根据胡克定律，在弹性限度内，弹簧的伸长量与所受拉力的关系为

$$F = k \cdot \Delta x \tag{4-2}$$

式中：$k$ 为弹簧的倔强系数。对于一个特定的弹簧，$k$ 值是一定的。若 $k$ 值为已

知，则只要测出弹簧的伸长量，就可计算出作用于弹簧的外力 $F$。

## [实验原理]

液体表面都存在着张力的作用，这是一种沿着液体表面的、收缩液面的力，称为表面张力。在表面张力的作用下，液体具有缩小其表面积的趋势。表面张力 $f$ 的方向与液面相切，且垂直于液面的周界线，其大小与周界线长度 $L$ 成正比，即

$$f=\alpha L \tag{4-3}$$

式中：$\alpha$ 称为表面张力系数。它表示周界线单位长度上所受的表面张力，其单位为牛顿每米（$N\cdot m^{-1}$）。

将一块矩形金属片浸入润湿液体中，则其附近的液面将呈现如图 4-2 所示的状态。图中 $f$ 为金属片四周的液体的表面层对金属片作用的表面张力，$\varphi$ 为接触角。缓缓提起金属片，接触角 $\varphi$ 将逐渐减小而趋向于零，$f$ 的方向趋于垂直向下，在金属片拉脱液面前 $\varphi$ 已足够小，诸力的平衡条件可写为

$$T=W+F$$

$$F=T-W \tag{4-4}$$

式中：$T$ 为金属片拉出时所施的外力；$W$ 为金属片和其所黏附的液体的总重量，$F$ 为金属片四周的液体的表面层对金属片作用的表面张力之和。

如图 4-2 所示，矩形金属片与液体接触面的周界线长度$L=2(l+d)$，$\varphi$ 当趋于零时，由式（4-3）得

$$F=2\alpha(l+d) \tag{4-5}$$

将式（4-5）代入式（4-4）可得

$$\alpha=\frac{T-W}{2(l+d)} \tag{4-6}$$

用焦利秤分别测量液膜即将被拉断时的游标尺读数 $x_2$ 和只挂矩形金属片没有液膜时游标尺读数 $x_1$，两者之差就是由于克服表面张力弹簧的伸长量，即

$$T-W=k\Delta x \tag{4-7}$$

由式（4-6）与式（4-7）得

$$\alpha=\frac{k\Delta x}{2(l+d)} \tag{4-8}$$

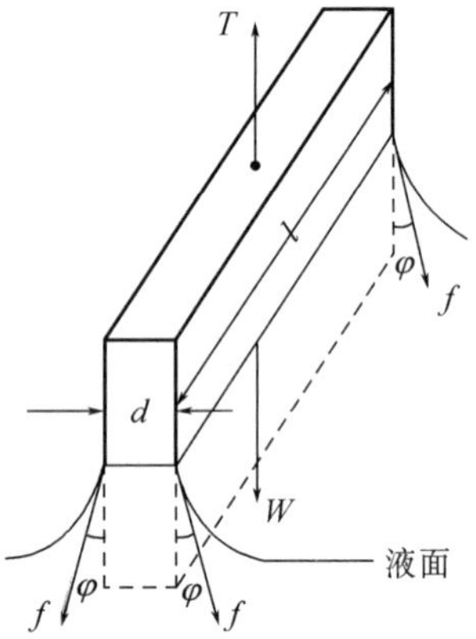

**图 4-2　金属片受力图**

因此，在实验中分别测出 $k$、$\Delta x$、$l$ 和 $d$，便可由式（4-8）求出 $\alpha$ 值。

## [实验步骤]

**1. 测量焦利秤的 $k$ 值**

（1）将秤盘 E 挂在金属杆 Q 下端的钩上，调节水平调节螺旋 M，使金属杆 Q 和指示镜竖直通过玻璃管 G 的中心，不与玻璃管壁摩擦。

（2）转动升降旋钮 D，使三线重合，记录标尺 C 的示数 $x_{10}$。

（3）将质量 $m$ 为 0.5g 的砝码置于秤盘中，调节升降旋钮 D，使三线重合，记录标尺 C 的示数 $x_1$，将砝码拿出。

（4）按步骤（2）、（3）依次将 1.0g、1.5g 等砝码置于秤盘 E 中，分别记录三线重合时标尺 C 的示数 $x_{20}$、$x_2$、$x_{30}$、$x_3$，填入表 4-1。

（5）算出各次测量弹簧的伸长量 $\Delta x_i = x_i - x_{i0}$（$i=1, 2, 3, \cdots$），根据 $k=F/\Delta x$（$F=mg$，取 $g=9.80\mathrm{m\cdot s^{-2}}$），求出各次测量的 $k_i$ 值，然后求 $k_i$ 的平均值 $\bar{k}$。

**2. 测量蒸馏水的表面张力系数 $\alpha$**

（1）将烧杯先后用苛性钠和蒸馏水洗涤，然后注入蒸馏水，置于载物平台 H 上。

（2）用游标卡尺测量矩形金属片的底边长 $l$ 和厚度 $d$ 各 3 次，将测量数据填入表 4-2，计算其平均值。

（3）用镊子夹着金属片，在酒精灯的火焰上烧红去污。待冷却后挂在秤盘的底钩上，注意要使金属片的底边与杯中液面平行。

（4）调整载物平台 H，使矩形金属片的底边慢慢浸入水中少许，同时转动升降旋钮 D 使三线重合。

（5）慢慢转动螺旋 N，使平台 H 下降，同时慢慢地调节升降旋钮 D，始终保持三线重合，直至矩形金属片所带出的液膜断裂为止。不动 D，记录此时标尺 C 的示数 $x_2$，填入表4-2。

（6）在没有液膜的情况下，重新调节升降旋钮 D 使三线重合，然后记录标尺 C 的示数 $x_1$，填入表 4-2。

（7）重复步骤（4）、（5）、（6）两次。

（8）根据式 4-1，算出各次伸长量 $\Delta x_i$ 及其平均值。

（9）将平均值 $\bar{k}$、$\overline{\Delta x}$、$\bar{l}$、$\bar{d}$ 代入公式 4-8，求出 $\alpha$ 值。

（10）进行误差计算。

## [数据记录与处理]

**表 4-1　求焦利秤的 $k$ 值**

| 次数 | $m$（$\times10^{-3}$kg） | $x_1$（$\times10^{-3}$m） | $x_2$（$\times10^{-3}$m） | $\Delta x_i$（$\times10^{-3}$m） | $k_i$（$\mathrm{N\cdot m^{-1}}$） |
|---|---|---|---|---|---|
| 1 | | | | | |
| 2 | | | | | |
| 3 | | | | | |

平均值 $\bar{k}=$　　　　（$\mathrm{N\cdot m^{-1}}$）

**表 4-2　求表面张力系数 $\alpha$ 值**　　　（水温 $t=$　　　℃）

| 次数 | $l$（$\times10^{-3}$m） | $d$（$\times10^{-3}$m） | $x_1$（$\times10^{-3}$m） | $x_2$（$\times10^{-3}$m） | $\Delta x_i$（$\times10^{-3}$m） | $\alpha=\dfrac{k\Delta x}{2(l+d)}$ | $\Delta\alpha_i=\lvert\alpha_i-\bar{\alpha}\rvert$ |
|---|---|---|---|---|---|---|---|
| 1 | | | | | | | |
| 2 | | | | | | | |
| 3 | | | | | | | |
| 平均值 | | | / | / | | | |

将平均值 $\overline{k}$、$\overline{\Delta x}$、$\overline{l}$、$\overline{d}$ 代入式（4-8），求出 $\alpha$ 值和测量误差。

### [注意事项]

1. 水中若掺有油脂，即使很少，其表面张力系数也会有明显的变化。因此，实验过程中必须保持水和矩形金属片的清洁，不要用手触摸，否则将影响实验结果。

2. 弹簧若受力过大，其形变将不能恢复，实验中不能随意拉动弹簧，也不能将苛性钠溶液、水等溅到弹簧上。

3. 动作要轻而慢，特别是水膜将破损时。

### [思考题]

1. 在此实验中为何安排测 $T-W$，而不是分别测 $T$ 和 $W$？若分别测量，应如何进行？

2. 分析产生误差的原因。

## 4-2　用双管补偿法测量液体表面张力系数

### [实验目的]

掌握一种用玻璃毛细管测量液体表面张力系数的准确方法——双管补偿法。

### [实验器材]

内径不同的玻璃毛细管（简称毛细管）2 根、毛细管支架、烧杯、待测液（蒸馏水）、温度计、读数显微镜、测高仪（读数显微镜或毫米刻度尺）等。

### [实验原理]

在液面上设想有一线段 $MN$，长度为 $L$，如图 4-3 所示，则在此线段两边的液面都有沿着液面而垂直于线段的力作用于对方，这个力就是液体表面所具有的张力，称之为表面张力。

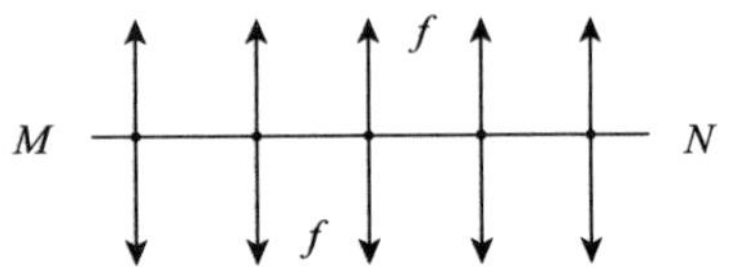

图 4-3　表面张力

表面张力 $f$ 的大小正比于线段 $MN$ 的长度 $L$，即 $f=\alpha L$。式中：比例系数 $\alpha=\dfrac{f}{L}$ 称为该液体的表面张力系数。在数值上，表面张力系数等于沿液体表面垂直作用于单位长度线段上的张力，它的单位为“牛顿/米”（N/m）。液体表面的性质和张紧的弹性薄膜相似。当液面为曲面时，由于它有变平的趋势，所以弯曲的液面产生一个附加压强，对下层的液体施以压力。当液面呈现凸面时，此压力为正；当液面呈现凹面时，此压力为负。竖直插入水中的毛细管，由于管内的液面是凹面，所以它对下层的液体施以负压，这时，液体不能平衡，液体将从管外流向管内，使管中液面升高，直至 $B$ 点和 $C$ 点的压强相等为止，如图 4-4 所示。

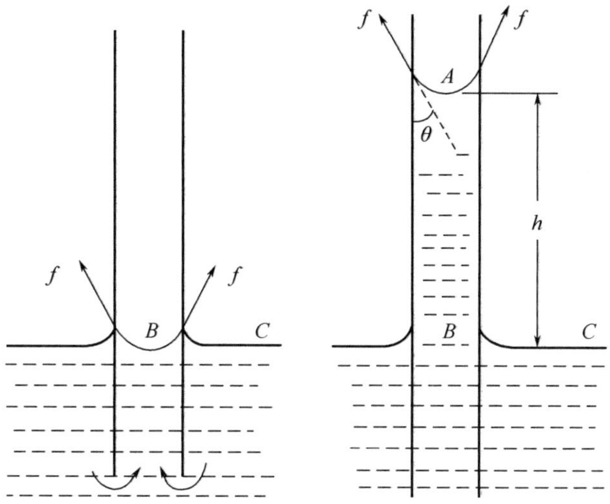


**图 4-4 用毛细管测液体表面张力**

**1. 误差分析**

在用毛细管法测量液体表面张力的传统方法中，是先测量毛细管的内半径 $R$，再测出液体在竖直毛细管中自然上升的高度 $H$，利用公式 $\alpha=\frac{1}{2}\rho gHR/\cos\theta$ 计算液体表面张力系数 $\alpha$。若考虑凹液面最低点以上那部分液体的重量，则用修正公式 $\alpha=\frac{1}{2}\rho gR\left(H+\frac{R}{3}\right)/\cos\theta$ 来计算 $\alpha$ 值。用该方法所测的高度 $H$，一方面由于不能完全反映表面能释放出的能量，故而使实测的 $\alpha$ 值较标准值总是偏小；另一方面用读数显微镜直接测量毛细管的外液面位置时不易测准，也是造成实验误差的原因之一。

上述方法中，是从流体静力学中压强平衡的观点出发，推导出 $\alpha$ 的计算公式。它只考虑压强达到平衡时的情况，而没有考虑压强在达到平衡过程中，液面从 $H=0$ 处上升到高度为 $H$ 处的整个过程中能量的变化。若把毛细管中正在上升的液体看成是实际流体作分层近似稳定的流动，在上升过程中，由于层间的摩擦，必然消耗一定的能量。管径较小时，速度梯度$\frac{\mathrm{d}v}{\mathrm{d}r}$很大，克服内摩擦所消耗的能量 $\Delta E_1$ 就相当可观。取毛细管内某一段液柱中的距离管轴中心为 $r$ 处的薄层，厚度为 $\mathrm{d}r$，柱高为任意值 $h$（$h<H$）。则内层液体作用于该薄层的内摩擦力 $f=\eta\frac{\mathrm{d}v}{\mathrm{d}r}S$，式中 $\eta$ 为黏滞系数，$S$ 为该圆筒液层的侧面积，即 $S=2\pi rh$，那么

$$f=2\pi rh\eta\frac{\mathrm{d}v}{\mathrm{d}r} \tag{4-9}$$

外层液体作用于该层的力为 $f'=f+\mathrm{d}f$，其方向与 $f$ 相反，将内、外层的两个力之和得

$$f+(-f')=-\mathrm{d}f$$

由式（4-9）得

$$df=2\pi h\eta\,d\left(r\frac{dv}{dr}\right) \tag{4-10}$$

由于随着上升速度的增加，内摩擦也增加，但很快达到平衡。设 $P_A$ 为液柱下端压强，$P_B$ 为液柱上端压强，为简化计算，把液柱起动过程及制动过程中的加速运动等效为一匀速运动，这时，压强差产生的推力 $[2\pi r dr(P_A-P_B)]$ 应与内摩擦力 $\left[2\pi\eta h\,d\left(r\frac{dv}{dr}\right)\right]$ 加上液柱的重量（$2\pi\rho ghr dr$）相等，则有

$$2\pi r dr(P_A-P_B)=2\pi\eta h\,d\left(r\frac{dv}{dr}\right)+2\pi\rho ghr dr$$

$$(P_A-P_B-\rho gh)r dr=\eta h\,d\left(r\frac{dv}{dr}\right)$$

积分得

$$(P_A-P_B-\rho gh)\frac{r^2}{2\eta h}=r\frac{dv}{dr}+C \tag{4-11}$$

在管轴中心 $r=0$ 处，$v$ 取最大值，$\frac{dv}{dr}=0$，故 $C=0$。将 $C=0$ 代入式 4-11，得

$$\frac{dv}{dr}=\frac{(P_A-P_B-\rho gh)r}{2\eta h}$$

代入式（4-10）式得

$$df=2\pi r(P_A-P_B-\rho gh)dr$$

$h$ 处的总阻力为

$$F=\int_0^R df=\pi R^2(P_A-P_B-\rho gh)$$

当液面从 $H=0$ 处上升到 $H$ 处时，阻力所消耗的能量为

$$\Delta E_1=\int_0^H F dh=\pi R^2(P_A-P_B)H-\frac{1}{2}\pi R^2\rho gh^2 \tag{4-12}$$

若液柱在上升过程中，凹月面的形状始终保持不变，当液柱上升的高度为 $H$ 时，式(4-12)中（$P_A-P_B$）等于 $H=0$ 处的压强 $P_0$ 和高度 $H$ 处的压强 $P_H$ 之差，即 $(P_A-P_B)=P_0-P_H$，而（$P_0-P_H$）的大小又等于附加压强 $P_S$，亦即 $P_A-P_B=P_S=\frac{2\alpha\cos\theta}{R}$，代入式（4-12）得

$$\Delta E_1=2\pi\alpha R\cos\theta-\frac{1}{2}\pi R^2\rho gH^2 \tag{4-13}$$

式（4-13）右边第一项正是系统释放的能量 $\Delta E$，第二项为重力势能 $\Delta E_2$，则式（4-13）可改写为 $\Delta E=\Delta E_1+\Delta E_2$。

由此可见，系统由表面能释出的能量 $\Delta E$ 等于液柱上升过程中克服内摩擦所消耗的能量 $\Delta E_1$ 与系统增加的重力势能 $\Delta E_2$ 之和。换句话说，如果没有内摩擦存在，液柱会上升得要更高一些，设这一高度为 $H'$，而这部分高度也应该转化为势压强 $\rho gH'$，但实

验中并没有转化为势压强。因此，对于实际流体就应该有公式 $\alpha=\frac{1}{2}\rho gR(H+H')/\cos\theta$ 或修正公式 $\alpha=\frac{1}{2}\rho gR\left(H+H'+\frac{R}{3}\right)/\cos\theta$，而在上述传统的测量方法中只能测得 $H$ 值，却测不到 $(H+H')$ 的值。

**2. 测量方法**

为了测得 $(H+H')$ 的值，可通过人为上提毛细管，对毛细管作功来补偿克服内摩擦而消耗的能量。具体操作是把一根毛细管竖直插入被测液体内，并要有足够的深度，此时管内液面自然上升。当到液面停止上升时，再缓慢竖直上提毛细管，在上提过程中仔细观察管内液面，等管内液面开始下降后，停止上提。当管内液面自然下降到某一确定高度，就会不再下降，此时所测的高度就是 $(H+H')$。这是由于在上述过程中，液体流动消耗的能量是由势压强的减少来补偿的，此势压强又是由人力作功而来，故称之为“补偿”法。

传统方法在实验中测量高度时，由于管外液面的位置用读数显微镜较难测准，对高度的测量值影响较大。采用双管补偿法进行测量，较好地消除了这一误差。实验时将 2 根内径不同（以有明显液柱高度差为准）的毛细管并排插入被测液体，用上述“补偿”法确定两管液柱最后上升的稳定位置，再测两毛细管中液柱凹月面最低点的高度差 $\Delta H$。

由于对第一根毛细管有

$$\alpha=\frac{1}{2}\rho gR_1\left(H_1+H_1'+\frac{R_1}{3}\right)/\cos\theta_1 \tag{4-14}$$

对第二根毛细管也有

$$\alpha=\frac{1}{2}\rho gR_2\left(H_2+H_2'+\frac{R_2}{3}\right)/\cos\theta_2 \tag{4-15}$$

由式（4-14）和式（4-15）可得

$$\alpha=\frac{1}{2}\rho gR_1R_2\left(\Delta H+\frac{R_1-R_2}{3}\right)/(R_2\cos\theta_1-R_1\cos\theta_2) \tag{4-16}$$

式（4-16）中 $\Delta H=[(H_1+H_1')-(H_2+H_2')]$，当被测液体为蒸馏水时，由于玻璃与水之间几乎完全浸润，接触角 $\theta_1$ 和 $\theta_2$ 均可近似为 0，式（4-16）可改写为

$$\alpha=\frac{1}{2}\rho gR_1R_2\left(\Delta H+\frac{R_1-R_2}{3}\right)/(R_2-R_1) \tag{4-17}$$

或

$$\alpha=\frac{1}{8}\rho gD_1D_2\left(\frac{2\Delta H}{D_2-D_1}-\frac{1}{3}\right) \tag{4-18}$$

将测得的液柱高度差 $\Delta H$ 和两根毛细管的内半径 $R_1$、$R_2$ 或内直径 $D_1$、$D_2$ 代入式（4-17）或式（4-18）中，就可求出蒸馏水的 $\alpha$ 值。

## [实验步骤]

1. 将浸在洗涤液中的毛细管取出 2 根（内径不同），用蒸馏水充分冲洗后备用。用酒精擦拭烧杯，再用蒸馏水冲洗后备用。

2. 将 2 根内径不同的毛细管并排竖直插入盛有蒸馏水的烧杯内，并要有足够的深度，此时管内液面自然上升。

3. 当液面停止上升时，再缓慢竖直上提 2 根毛细管，在上提过程中仔细观察两管内液面的变化情况，至两管内液凹月面都开始下降后，则停止上提。

4. 等待（1～2 分钟）两管内液面自然下降到一确定的高度，就不再下降。此时，用测高仪（读数显微镜或毫米刻度尺）测量两管内液面的最低点的高度差 $\Delta H$。

重复实验步骤 2 至 4 步，共测量 5 次，求出 $\Delta H$ 的平均值。

5. 用读数显微镜分别测出 2 根（不同内径）毛细管的内径。将读数显微镜对准毛细管，调节物距看清管口的像后，测出毛细管内径。再将毛细管旋转 90°测内径。掉转毛细管，对另一端进行同样的测量。最后求出两毛细管内半径的平均值。（后测毛细管的内径，是为了保证测量高度时毛细管的清洁）。

6. 记录水温 $t$℃，将测得的 $R_1$、$R_2$ 和 $\Delta H$ 代入式（4-17）或式（4-18）中，计算出水的表面张力系数 $\alpha$，并与公认值（见附录：附表 6）比较，计算误差。

## [注意事项]

1. 传统实验中，将毛细管竖直插入水中，管中的水沿毛细管上升，因为毛细管很细，所以管内水面可近似地看成半球面，则 $\gamma=\theta$，如图4-5所示。毛细管半径 $r$ 与球面曲率半径 $R$ 间有以下关系。

$$R\cos\theta=r \qquad (4\text{-}19)$$

式（4-19）中 $\theta$ 角称为接触角。

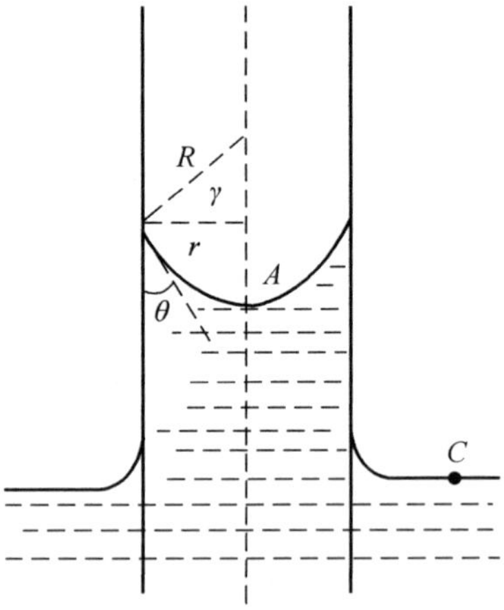

图 4-5 毛细管半径与球面曲率半径的关系

可以证明（见后面“附加压强公式 $P_s=\frac{2\alpha}{R}$ 的推导”），球形水面的附加压强 $P_s$ 与水的表面张力系数 $\alpha$、球形水面半径 $R$ 有以下关系。

$$P_s=\frac{2\alpha}{R} \qquad (4\text{-}20)$$

设水的密度为 $\rho$，水沿毛细管上升的高度为 $h$，则

$$P_s=\rho gh \qquad (4\text{-}21)$$

因为 $P_s=\frac{2\alpha}{R}=\frac{2\alpha}{r}\cos\theta$，所以

$$\alpha=\frac{\rho ghr}{2\cos\theta} \qquad (4\text{-}22)$$

当液体对管壁完全浸润时，$\theta=0$，则

$$\alpha=\frac{\rho ghr}{2} \qquad (4\text{-}23)$$

实验中，已知水的密度$\rho$、重力加速度$g$，测定毛细管半径$r$，以及水面上升高度$h$后（采用此方法时毛细管的外液面位置不易测准），就可以计算出水的表面张力系数$\alpha$。

2. 纯净水和清洁的玻璃间触角$\theta$近似为零。

3. $h$是$A$、$C$之间的高度差，而在此高度以上，在凹面周围还有少量的水，当毛细管很细时，管中凹面呈半球形，在凹面周围的水的体积可近似地等于$(\pi r)^2 r-\frac{1}{2}\left(\frac{4}{3}\pi r^3\right)=\frac{r}{3}\pi r^2$，即等于$\frac{r}{3}$高的水柱的体积。因此，上述讨论中的$h$值应增加$\frac{r}{3}$的修正值，于是

$$\alpha=\frac{\rho g r}{2}\left(h+\frac{r}{3}\right) \tag{4-24}$$

当用毛细管的内直径$d$表示时，则有

$$\alpha=\frac{1}{4}\rho g d\left(h+\frac{d}{6}\right) \tag{4-25}$$

当$h \gg r$时，上式可近似地写为

$$\alpha=\frac{1}{2}\rho g r h \tag{4-26}$$

或

$$\alpha=\frac{1}{4}\rho g d h \tag{4-27}$$

4. 水的表面张力系数与温有关系，有下面经验公式。

$$\alpha_t=(75.6-0.14t)\times 10^3\,(\mathrm{N/m}) \tag{4-28}$$

式（4-28）中$\alpha_t$为温度$t$（℃）时的表面张力系数。

5. 附加压强公式$P_s=\frac{2\alpha}{R}$的推导。如图4-6所示半径为$R$的球形液滴，由于附加压强的存在，液滴表面的每一个面积元$\mathrm{d}S$上都受有指向中心的力$\mathrm{d}f=P\mathrm{d}S$的作用。现在设想液滴半径由$R$增大至$R+\mathrm{d}R$（$\mathrm{d}R$为无限小的增量），则必须反抗$\mathrm{d}f$作功。

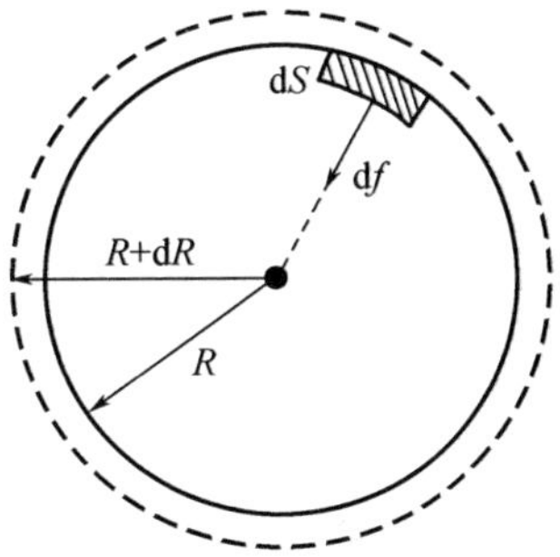

**图 4-6 球形液滴**

对整个球面而言，作功为

$$A=\int \mathrm{d}f\,\mathrm{d}R=\int P_s \mathrm{d}S\,\mathrm{d}R=P_s \mathrm{d}R\int \mathrm{d}S=P_s S\,\mathrm{d}R \tag{4-29}$$

式（4-29）中，$S$为整个球面的面积，其值为$4\pi R^2$。

$$A=P_s S\,\mathrm{d}R=4\pi R^2 P_s \mathrm{d}R \tag{4-30}$$

设液体的表面张力系数为$\alpha$，则增加表面的面积所增加的表面势能为

$$\mathrm{d}E_p=\alpha\,\mathrm{d}S \tag{4-31}$$

式（4-31）中$S=4\pi R^2$，$\mathrm{d}S=8\pi R\,\mathrm{d}R$

所以

$$\mathrm{d}E_p=8\pi\alpha R\,\mathrm{d}R \tag{4-32}$$

根据功能原理，反抗$\mathrm{d}f$对整个球面所做的功等于增加整个球面表面的面积所增加的表面势能，则有

$$4\pi R^2 P_s \mathrm{d}R = 8\pi\alpha R \mathrm{d}R$$

所以

$$P_s = \frac{2\alpha}{R} \tag{4-33}$$

## [思考题]

1. 为什么实验过程中要保持水、器皿、毛细管洁净？

2. 怎样测定毛细管内径？为什么在某方向测定毛细管的内径之后还要将它旋转 90°再测？

3. 实验时毛细管如与水面不垂直，对测量 $h$ 有否影响？

4. 毛细管竖直放置在水中，如果毛细管在水面以上的高度小于水在毛细管中可能上升的高度时，水是否将源源不断地流出毛细管？

5. 分析“双管补偿法”中引起的误差的原因。

6. 试述两毛细管内径差值的大小对“双管补偿法”的影响。

# 实验五　用模拟法测量静电场的分布

## [实验目的]

1. 学习模拟实验方法及用电压表与检流计测绘等势线。
2. 加强对电场强度和电位概念的理解，了解电力线与等势线之间的关系。
3. 描绘同轴圆柱面电场。

## [实验器材]

静电场模拟描绘仪、静电场描绘电源、电压表、检流计、单刀开关、单刀双掷开关、导线、滑线变阻器（电阻箱）、绘图用纸等。

## [仪器描述]

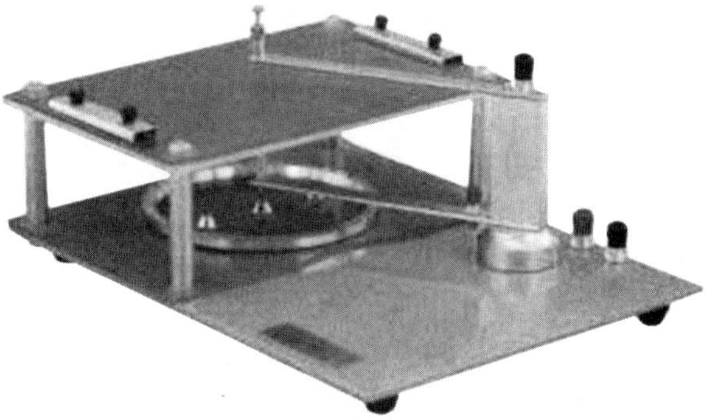

图 5-1　静电场描绘仪

双层静电场描绘仪分为上下两层，如图 5-1 所示。上层是用来放置描绘等势点坐标纸的，下层可安装同轴电极系统，两电极之间布有黑色的导电纸。探针也分为上下两个，由手柄连接起来，两探针保证在同一铅垂线上（手动联动器）。移动手柄时，上探针在上层坐标纸上的移动和下探针在导电纸上的运动轨迹是一样的。下探针的针尖较圆滑，靠弹簧片的作用始终保证与导电纸接触良好。上探针则较尖，实验中，移动手柄由电压表的示数找到所要的等势点时，向下按压上探针，则在坐标纸上扎下一小孔便记录下了与导电纸中的位置完全相应的等电势点。

## [实验原理]

静电场是由电荷分布决定的，确定静电场的分布，对于研究带电粒子与带电体之间的相互作用是非常重要的。理论上讲，如果知道了电荷的分布，就可以确定静电场的分布。在给定条件下，确定系统静电场分布的方法，一般有解析法、数值计算法和实验法。在科学研究和生产实践中，随着静电应用、静电防护和静电现象等研究的深入，常常需要了解一些形状比较复杂的带电体或电极周围静电场的分布，这时，理论方法（解析法和数值计算法）是十分困难的。然而，对于静电场来说，要直接进行探测也是比较困难的。其一是，静电场中无电流，一般不能用磁电式仪表测量，只能用静电式仪表进行测量，而静电式仪表不仅结构复杂，而且灵敏度也较低；其二是，仪表本身是由导体或电介质制成的，静电探测的电极一般很大，一旦放入静电场中，将会引起原静电场的显著改变。

由于在一定条件下电介质中的稳恒电流场与静电场服从相同的数学规律，因此可用稳恒电流场来模拟静电场进行测量，这种实验方法称为模拟法。对电子管、示波管、电子显微镜等许多复杂电极的静电场分布都可用这种方法进行研究，这是电子光学中最重要的一种研究手段。本实验通过测绘简单电极间的电场分布学习模拟法的运用。

模拟法本质上是用一种易于实现、便于测量的物理状态或过程来模拟另一种不易实现、不便测量的物理状态或过程。其条件是两种状态或过程有两组一一对应的物理量，并且满足相同形式的数学规律。从理论分析可知，除静电场外，热学中的热流向量场和理想流体的速度场都可用电流场来模拟。此外，模拟法还常常用于大量缩小和小量放大等情况。因此，模拟法是一种重要的实验研究方法。

电场既可以用电场强度 $E_0$ 来描述，又可以用电势 $U$ 来描述。由于标量的测量和计算比向量简便，因此人们更愿意用电势来描述电场。静电场与稳恒电流场的对应关系如下。

| 静电场 | 稳 恒 电 流 场 |
|---|---|
| 导体上的电荷 $\pm Q$ | 极间电流 $I$ |
| 电场强度 $E$ | 电场强度 $E$ |
| 介电常数 $\varepsilon$ | 电导率 $\sigma$ |
| 电位移 $\boldsymbol{D}=\varepsilon\boldsymbol{E}$ | 电流密度 $\boldsymbol{J}=\sigma\boldsymbol{E}$ |
| 无荷区 $\oint\varepsilon\boldsymbol{E}\cdot\mathrm{d}\boldsymbol{S}=0$ | 无源区 $\oint\sigma\boldsymbol{E}\cdot\mathrm{d}\boldsymbol{S}=0$ |
| 电势分布 $\nabla^2U=0$ | 电势分布 $\nabla^2U=0$ |

根据上表中的对应关系可知，要想在实验上用稳恒电流场来模拟静电场，需要满足下面三个条件。

1. 电极系统与导体几何形状相同或相似。

2. 导电质与电介质分布规律相同或相似。

3. 电极的电导率远大于导电质的电导率，以保证电极表面为等势面。

为了分析实验探测的结果，我们以无限长同轴柱状导体间的电场为例。如图 5-2 所示设真空静电场中圆柱导体 A 的半径为 $r_1$，电势为 $U_0$；柱面导体 B 的内径为 $r_2$，且 B 接地。导体单位长度带电 $\pm\eta$。

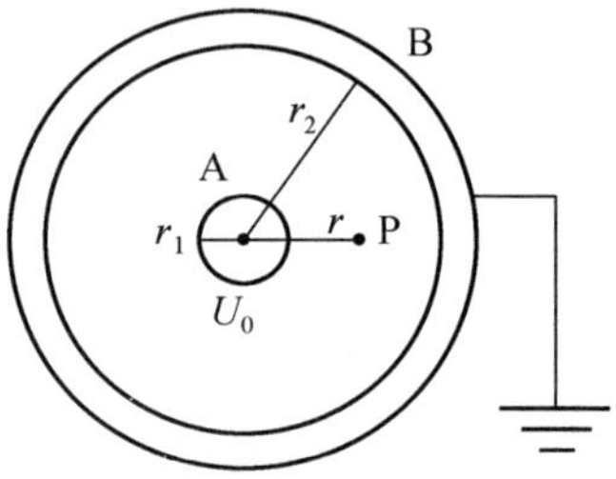


**图 5-2　示意图**

根据高斯定理，在导体 A、B 之间与中心轴距离为 $r$ 的任意一点 P 的电场强度大小为

$$E=\frac{\eta}{2\pi\varepsilon_0 r} \tag{5-1}$$

电势为

$$U=\int_r^{r_2}\boldsymbol{E}\cdot\mathrm{d}\boldsymbol{r}=\frac{\eta}{2\pi\varepsilon_0}\ln\frac{r_2}{r} \tag{5-2}$$

导体 A 的电势可表示为

$$U_0=\frac{\eta}{2\pi\varepsilon_0}\ln\frac{r_2}{r_1} \tag{5-3}$$

于是有

$$U=U_0\frac{\ln\frac{r_2}{r}}{\ln\frac{r_2}{r_1}} \tag{5-4}$$

将 A、B 间充以电阻率为 $\rho$、厚度为 $b$ 的均匀导电质，不改变其几何条件及 A、B 的电位，则在 A、B 之间将形成稳恒电流场。设场中距中心点的距离为 $r$ 处的电势为 $U'$，在 $r$ 处宽度为 $\mathrm{d}r$ 的导电质环的电阻为

$$\mathrm{d}R=\rho\frac{\mathrm{d}r}{S}=\rho\frac{\mathrm{d}r}{2\pi rb} \tag{5-5}$$

从 $r$ 到 $r_2$ 的导电质的电阻为

$$R_r=\int_r^{r2}\mathrm{d}R=\frac{\rho}{2\pi b}\ln\frac{r_2}{r} \tag{5-6}$$

电极 A、B 间导电质的总电阻为

$$R=\int_{r1}^{r2}\mathrm{d}R=\frac{\rho}{2\pi b}\ln\frac{r_2}{r_1} \tag{5-7}$$

由于 A、B 间为稳恒电流场，则

$$\frac{U'}{U_0}=\frac{R_{\mathrm{r}}}{R}$$

即

$$U'=U_0\frac{\ln\frac{r_2}{r}}{\ln\frac{r_2}{r_1}} \tag{5-8}$$

比较式（5-4）和式（5-8）可知，电流场中的电势分布与静电场中完全相同，可以用稳恒电流场模拟描绘静电场。

本实验所使用的仪器如图 5-3 所示。在底盘上放有两个圆形电极，两电极之间放好导电纸，手动联动器的上下连杆分别有探针。探针端部成圆滑尖状，能保证在导电纸上面滑动过程中接触良好。它的作用是通过与其连接在一起的电压表找到等电位点。位置找到后，可通过探针记录在上板上的记录纸上。因为上下探针处于同一垂直线上，手按压上探针，把小孔一个个留在纸上，实验结束后可用笔把各小孔连成线，即是实验结果。

电压表一端与电源的正极相连，另一端在手动器上。显然，接通电源后，下探针与圆柱电极之间的导电纸上任一点接触时，在电压表上有一个指示值，该值就是这一点的电势值。当下探针沿导电纸滑动时，找出电压表指示值相同的各点所构成的轨迹叫等电势线。这一等电势线的位置可通过联动器上的上探针记录在纸上，等电位线的电势大小可由电压表读出。用这种方法可以在坐标纸上绘出不同电势值的等位线。用电压表作指示，测绘等电势线，线路简单、直观易懂、测试方便、省时间，但由于电压表的接入，要引起测试点附近的测试场

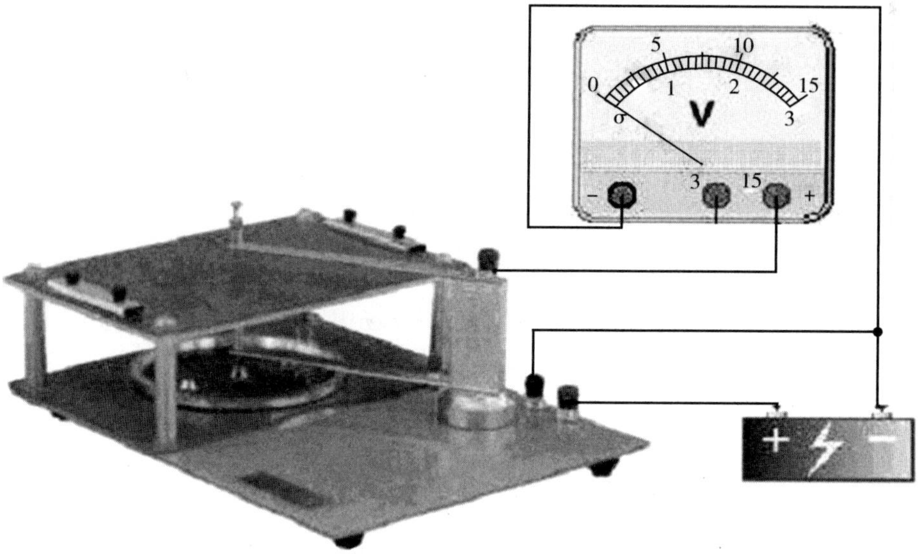


图 5-3 实验原理图

分布发生畸变，畸变大小取决于电压表内阻大小。这是造成较大系统误差的一个重要原因。

为排除由于电压表的引入使电场分布发生畸变的因素，本实验采取图 5-4 的连法。

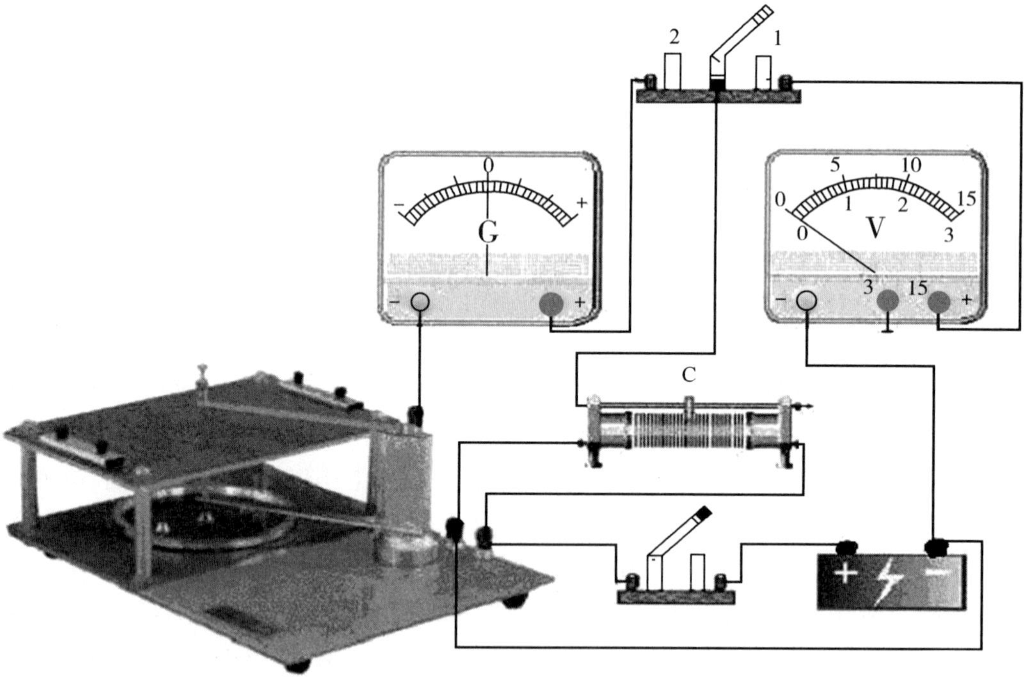


图 5-4 实验接线图

## [实验步骤]

1. 按图 5-4 连好线路，经教师检查线路无误后，打开电源开关。

2. 实验电源电压取 6V，要求测定 5V、4V、3V、2V 各等势线，每个等位线至少 16 个测试点。

3. 将单刀双掷开关拨向“1”端，调节滑动变阻器的滑动端 C，使电压表指示为 5V（以测试 5V 等位线为例）。

4. 将单刀双掷开关由“1”端拨向“2”端，手动联动器使检流计指针指示为零，这时用上探针在记录纸上记下该点的位置。

5. 用上面方法将探针沿电极走一圈，找 5V 等势线的其他各点（每个等势线至少测 16 个点）。

6. 重复步骤 3～5，再找出 4V、3V、2V 的等势线。

7. 用铅笔将等势点连起来，根据等势线画电力线。将记录纸交予教师检查。

8. 实验完毕，将仪器恢复原位。

## [注意事项]

1. 为避免接触电阻对探测的影响，下探针应与导电纸接触良好，而上探针应尽量与坐标纸面垂直且坐标纸一定要固定好，不要在测量过程中移动坐标纸。

2. 等势点间距离不要太大，一般为 1～2cm，对于等位线曲率较大或靠近电极处应多测一些等位点。

## [思考题]

1. 用模拟法测量静电场分布的根据是什么？

2. 本实验中模拟法的实验条件是什么？

# 实验六　惠斯通电桥的使用

## [实验目的]

1. 熟悉惠斯通电桥测电阻的原理。
2. 掌握 QJ19 型箱式惠斯通电桥和 AC15 型直流复射式检流计的使用方法。

## [实验器材]

QJ19 型电桥、AC15 型直流复射式检流计、稳压电源、电阻箱、导线若干等。

## [实验原理]

惠斯通电桥是一种测量电阻的精密仪器，如图 6-1 所示，为其测量原理图。$R_1$、$R_2$、$R$、$R_x$ 为四个桥臂上的电阻，G 为检流计，E 为直流电源，K 为开关。各支路电流如图中箭头所示。当调节电桥使检流计 G 上的电流为零时，电桥达到平衡。这时：

$$R_x = \frac{R_1}{R_2}R \tag{6-1}$$

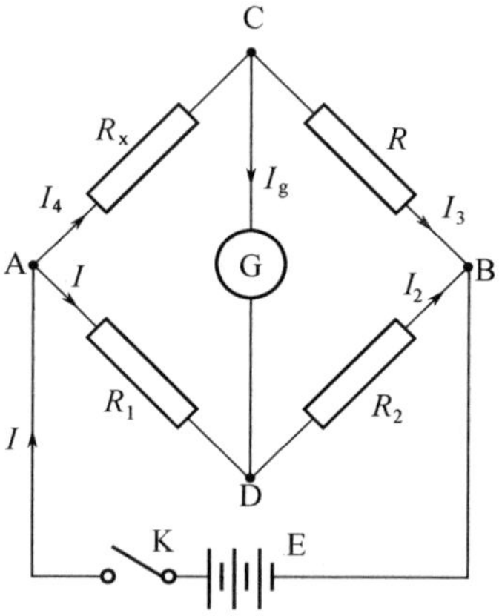

**图 6-1　惠斯通电桥原理图**

在式（6-1）中，如果 $R_1$、$R_2$ 和 $R$ 都是已知的，那么可算出待测电阻 $R_x$。测量精度主要受检流计 G 和 $R_1$、$R_2$ 及 $R$ 的精度的影响。

## [仪器描述]

**1. QJ19 型单双臂两用电桥**　QJ19 型电桥是一种精密的电工仪器。当用作单臂电桥时，可测量 $10^{-2}\sim16^{6}\,\Omega$ 的电阻；当作双臂电桥时，可测量 $10^{-5}\sim10^{-2}\,\Omega$ 的电阻（在本实验中只作单臂电桥使用）。

如图 6-2 所示为 QJ19 型电桥的面板。$K_1\sim K_4$ 依次为“粗调”“细调”“短路”“电源”这四个按钮。测量时，应先按下 $K_4$ 并锁住，再按下 $K_1$ 按钮进行粗调，当检流计指针指到“0”时，松开 $K_1$；最后，按下 $K_2$ 进行细调，直到检流计指针指到“0”为止。当检流计中电流较大或晃动较大时，应按下短路按钮 $K_3$。$R_1$、$R_2$ 为比例臂，$R$ 为读数臂，相当于可变电阻臂，$R_1$、$R_2$ 的大小可根据待测电阻 $R_x$ 的估计值由表 6-1 设定。端钮1～10为接线钮，在本实验中，1、2 接检流计；3、4 直接相联；5、6 接待测电阻；7、8 空着；9、10 接电源。这样连接后的线路如图 6-2 所示。

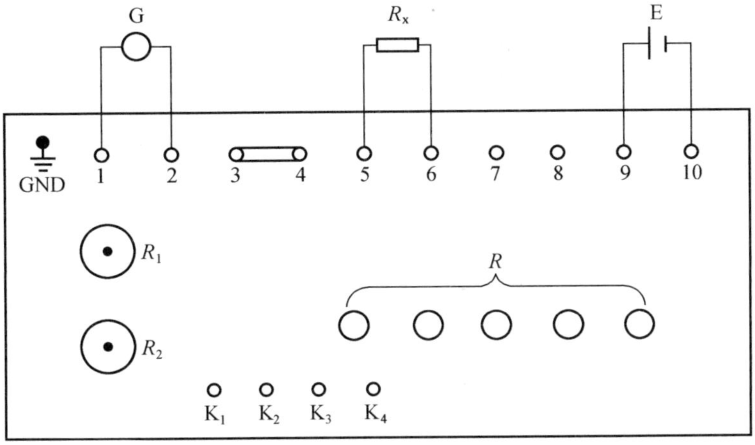


**图 6-2　QJ19 型电桥面板及接线图**

**2. AC15 型直流复射式检流计**　AC15 型直流复射式检流计又称光点检流计，其结构属于电磁式。我们知道，光线射到平面镜上后，如果镜面转过一微小的角度 $\alpha$，则反射光线扫过的角度将是 $2\alpha$。在线圈上附有一个小平面镜，当微小的电流通过线圈时，在磁力矩的作用下线圈就会转过一个很小的角度，这时一束灯光射到小平面镜上，利用平面镜的反射，就可以较明显地读出反射光线转过的角度，从而测出微小电流强度。因此，光点检流计的灵敏度很高。

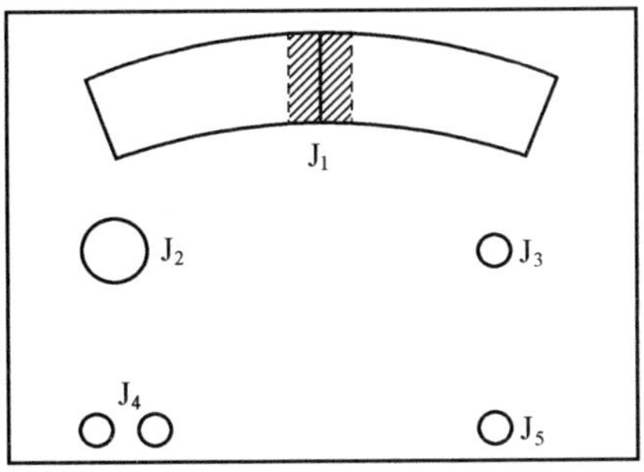


**图 6-3　AC15 型直流复射式检流计**

图 6-3 为 AC15 型直流复射式检流计面板。$J_1$ 为标盘（或刻度盘），$J_5$ 为“零点调节”旋钮，测量前必须用此调零。$J_2$ 为分流器旋钮，检流计不停地移动时，$J_2$ 应置于“短路”，使光标尽快停止。测量时 $J_2$ 应从最低灵敏度“×0.01”开始，逐步调到“×1”挡。$J_4$ 为输入端钮，$J_3$ 为电流选择开关。AC15 型检流计可用交流 220V 或直流 6V 两种电源供电，本实验只用交流 220V。

## [实验步骤]

1. 仔细观察各仪器面板，了解各旋钮、按钮的作用，对照图 6-2，熟悉整个测量电路。

2. 检查电桥，按钮 $K_1$～$K_4$ 应全部松开。检查检流计，后面板上电源插头应插在交流 220V 处，前面板 $J_3$ 应置于交流 220V 处。

3. 按图 6-2 所示接好线路，接通稳压电源。

4. 接通检流计电源，$J_1$ 调到“直接”处，调 $J_5$ 使光点尽量靠近零点，然后调 $J_1$，使光点正好落在零点，此时 $J_1$、$J_5$ 不可再动。

5. 根据 $R_x$ 的估计值，从表 6-1 上选择 $R_1$、$R_2$ 及电源电压。再根据 $R_x$ 的估计值由公式$R_x=(R_1/R_2)R$推算出$R$值。

6. 调节$R_1$、$R_2$、$R$及电源为表6-1所得的各数值，按下并锁住$K_4$。

7. 检流计的$J_2$调到“×0.01”挡，按下$K_1$（若检流计光点偏转不太大，可把$K_1$锁住，若光点左右偏转较大，可按下$K_3$）。调节$R$（应从大到小调节，即先调×100，再调×10），使光点最接近零点，松开$K_1$。

8. 依次把$J_2$调到“×0.1”挡和“×1”挡，重复步骤7。

9. 按下$K_2$，调节$R$，使检流计的光点尽量接近零点。

10. 松开$K_2$、$K_4$，$J_2$调到“短路”，读出数值，并填入表6-2中。

11. 改变$R_x$，重复步骤5～10，将各数值填入表6-2中。

12. 拆除电路，按要求整理好仪器。

**表6-1 比例臂及电源电压对照表**

| $R_x$（Ω） | 比例臂电阻（Ω） | | 电源电压（V） |
|---|---|---|---|
| | $R_1$ | $R_2$ | |
| $10^2$～$10^3$ | $10^2$ | $10^2$ | 3 |
| $10^3$～$10^4$ | $10^3$ | $10^2$ | 6 |
| $10^4$～$10^5$ | $10^4$ | $10^2$ | 10 |
| $10^5$～$10^6$ | $10^4$ | 10 | 20 |

## [数据记录及处理]

**表6-2 待测电阻$R_x$与$R_1$、$R_2$及电源电压表**

| 估计值（Ω） | $R_1$（Ω） | $R_2$（Ω） | 电源电压（V） | $R$（Ω） | 测量值（Ω）$R_x=\frac{R_1}{R_2}R$ |
|---|---|---|---|---|---|
| $\times10^2$ | | | | | |
| $\times10^3$ | | | | | |
| $\times10^4$ | | | | | |
| $\times10^5$ | | | | | |

## [注意事项]

调节时，应先粗调再进行细调，次序不能颠倒。

## [思考题]

1. 稳压电源和检流计接入电桥时为什么不考虑正负极性？
2. 调节$R$时，为什么应从大到小调节？
3. 为什么对不同大小的待测电阻需选取不同的电源电压和相应的比例臂电阻？

# 实验七 万用电表的使用

## [实验目的]

1. 了解万用电表的结构原理。
2. 学会正确使用万用电表测量电学量。
3. 掌握数字万用电表的正确使用方法。

## [实验器材]

指针式万用电表、数字式万用电表、直流电源、实验装置板、导线等。

## [仪器描述]

**1. 指针式万用电表** 指针式万用电表种类很多，面板布置不尽相同，但其面板上都有刻度盘、机械调零螺丝、转换开关、欧姆表“调零”旋钮和表笔插孔。如图 7-1 所示为 MF47 型万用电表的面板图。

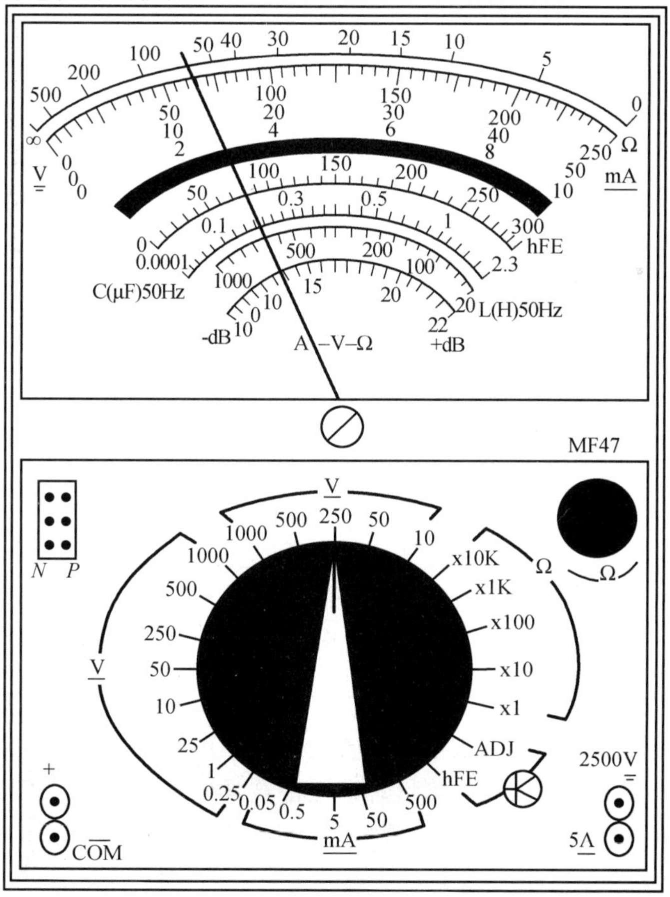


**图 7-1 MF47 型万用电表的面板图**

转换开关是用来选择万用电表所测量的项目和量程。它周围均标有“$\underset{\sim}{\mathrm{V}}$”、“Ω”（或“R”）、“$\underline{\mathrm{mA}}$”、“$\underline{\mu\mathrm{A}}$”、“$\underline{\mathrm{V}}$”等符号，分别表示交流电压档、电阻档、直流毫安档、直流微安档、直流电压档。“$\underset{\sim}{\mathrm{V}}$”、“$\underline{\mathrm{mA}}$”、“$\underline{\mu\mathrm{A}}$”、“$\underline{\mathrm{V}}$”范围内的数值为量程，“Ω”（或“R”）范围内的数值为倍率。在测量交流电压、直流电流和直流电压时，应在标有相应符号的标度尺上读数。例如，当选择旋钮旋到Ω区的“×10”挡时，测得的电阻值等于指针在刻度线上的读数×10。测量前如发现指针偏离刻度线左端的零点时，可转动机械调零螺丝进行调整。

**2. 数字式万用电表** 数字式万用电表的种类也很多，其面板设置大致相同，都有显示窗、电源开关、转换开关和表笔插孔（型号不同，插孔的作用有可能不同）。图7-2是DT-831型数字式万用电表的面板图。

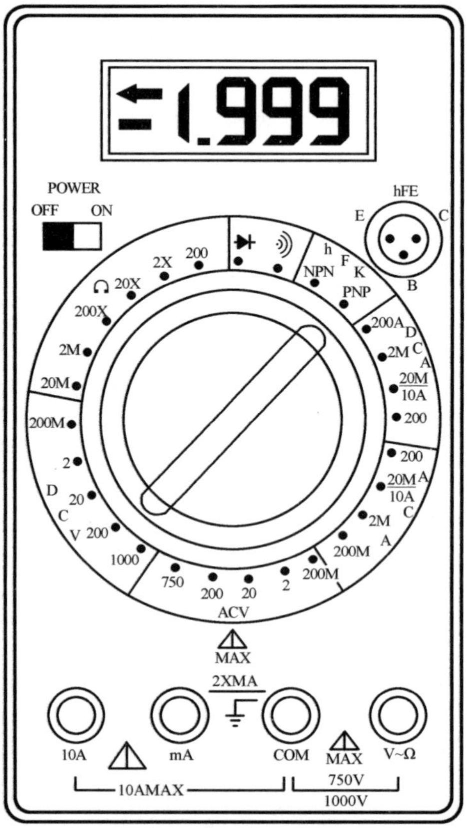


**图7-2 DT-831型数字式万用电表的面板图**

转换开关周围的“Ω”“DCA”“ACA”“ACV”“DCV”符号分别表示电阻档、直流电流档、交流电流档、交流电压档和直流电压档。其周围的数值均为量程。各挡测量数据均由显示窗以数字显示出来。测量时，应将电源开关置于“ON”。

测量直流电压（或交流电压）时，先将转换开关旋至DCV（或ACV）区域的适当量程。将黑表棒接入公共（COM）插孔，红表棒连接于“V-Ω”插孔，从显示窗直接读数。

在测量直流电流（或交流电流）时，若待测值小于“200mA”，则将红表棒接在

“mA”插孔，黑表棒与公共插孔（COM）相连接，选择旋钮置于相应量程处。若待测值超过“200mA”，则将红表棒改接在“10A”插孔，转换开关旋至“$\frac{20\text{m}}{10\text{A}}$”位置。显示窗上读数即为测量值。

测量电阻时，将黑表棒接入公共（COM）插孔，红表棒连接于“V-Ω”插孔。将转换开关旋到“Ω”区域的适当量程，然后直接从显示窗中读出电阻值。

值得注意的是在测量时，先要估计被测值，不要让它超出测量范围。若显示“1”或“−1”时，表明测量值超出测量范围。标有“!”提示处指明了最大（MAX）测量范围，测量时应特别小心！

## [实验原理]

万用电表是最常见的仪表之一。它可以测量交流电压、直流电压、直流电流和电阻等电学量。虽然万用电表的准确度低，但使用方便。因此，在电学实验、电工测量、电子测量等方面得到广泛使用。万用电表类型很多，但结构上都由表头、转换开关、测量电路三部分组成。变动转换开关，便可选择不同的测量量及量程。有的万用电表还可以测量交流电流、音频功率、阻抗、电容、电感、半导体三极管的穿透电流或直流放大倍数。

**1. 指针式万用电表**　指针式万用电表是由表头、表盘、表箱、表笔、转换开关、电阻和整流器构成。表头一般为磁电式电流表。它允许通过的最大电流（满偏电流）一般为几微安到几百微安。在它的表盘上，有多种标度尺。转换开关是由一些固定触点和活动触点组成，其作用是使被测对象与表内不同测量线路相接。测量电路是由电阻、整流元件、干电池等组成的，其作用是使表头适用于不同的测量项目和不同的测量范围。对于不同的测量项目，测量线路的结构是不同的。

（1）直流电流挡　其表头本身就是一个测量范围很小的直流电流表。根据分流原理，表头与电阻并联就可增大测量范围。若表头与不同阻值的电阻并联，就可得到不同的量程。并联电阻越小，量程也就越大。图 7-3 是多量程直流电流挡原理图。

（2）直流电压挡　表头本身也是一个量程很小的直流电压表，其量程为 $V_g = I_g R_g$（$I_g$ 为表头满偏电流，$R_g$ 为表头内阻）。根据分压原理，表头与不同的电阻串联就能得到不同的量程。图 7-4 是多量程电压表原理图。

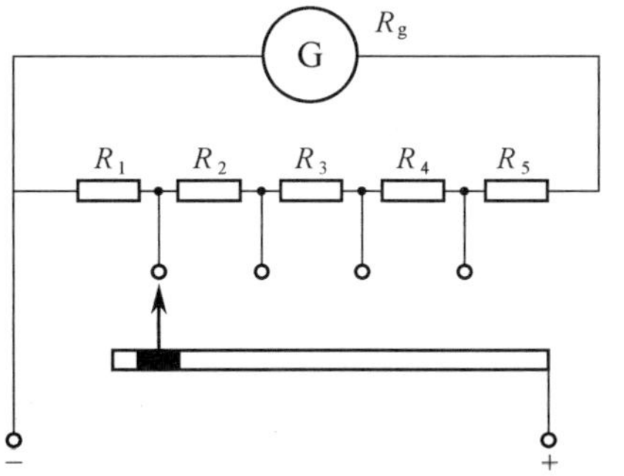


**图 7-3　多量程直流电流挡**

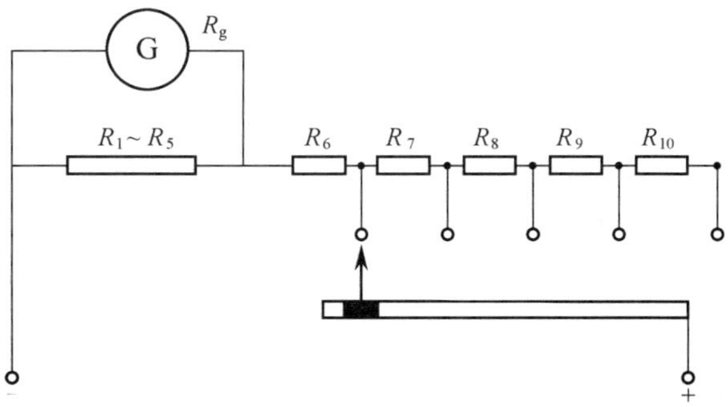


**图 7-4　多量程直流电压挡**

（3）交流电压挡　磁电式表头内永久磁体的磁场方向恒定，当通过交流电时，作用在可动部件上的力矩方向将随电流方向的变化而变化。由于表头可动部分惯性较大，它在某一方向力矩作用下，还来不及转动，力矩的方向又发生了变化，这样，表头的指针实际上不可能转动。所以，必须把交流电转换成直流电，才能测量。图 7-5 是多量程交流电压表原理图，图中 $D_1$、$D_2$ 为整流元件。

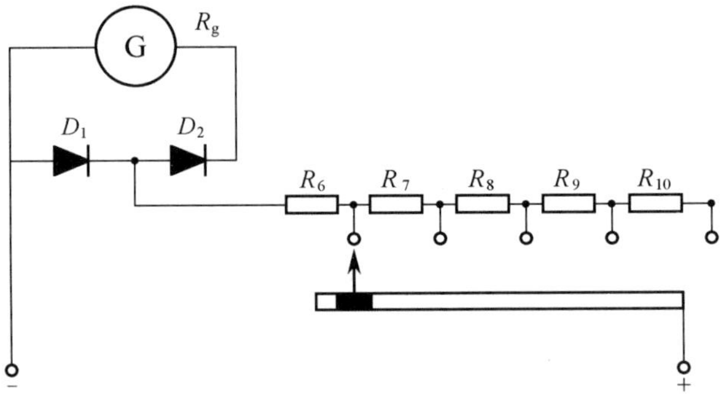


**图 7-5　多量程交流电压挡**

（4）电阻挡　图 7-6 是欧姆表的原理图，它由表头、电池、电阻 $R_i$ 和调零电阻 $R_0$ 组成。在 $a$、$b$ 两端即红、黑两表棒之间可接入待测电阻 $R_x$。测量前，先把两表棒短路即 $R_x=0$。调节调零电阻 $R_0$ 使表头指针指到刻度线右端的满刻度，即欧姆表的零点。此时，电路中的电流如下。

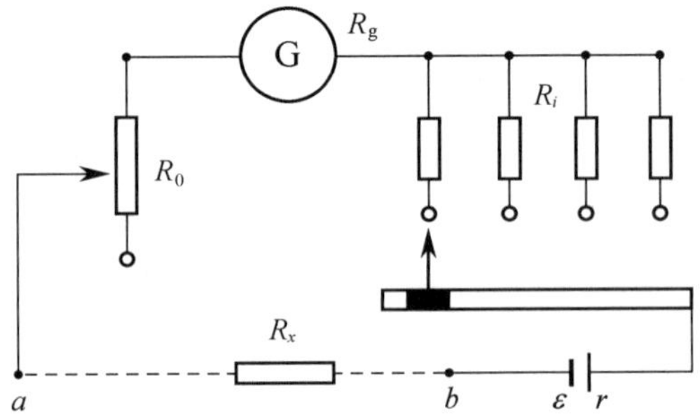


**图 7-6　欧姆表原理图**

$$I=I_g=\frac{\varepsilon}{R_g+R_0+R_i+r}=\frac{\varepsilon}{R_z} \tag{7-1}$$

式中：$R_z=R_g+R_0+R_i+r$ 称为欧姆表的综合电阻。这一步骤称为欧姆表的调零。

测量未知电阻 $R_x$ 时，将它接入两表棒之间，则电路中的电流如下。

$$I=\frac{\varepsilon}{R_z+R_x} \tag{7-2}$$

从上式可见，当 $\varepsilon$ 和 $R_z$ 恒定时，$I$ 仅随 $R_x$ 而变。它们之间有一一对应的关系。如果在刻度线上不同位置刻出相应的电阻值，那么在测量未知电阻时就可以在刻度线上直接读出被测电阻的数值。从式（7-2）还可以看出，$R_x$ 越大、$I$ 越小，表头指针偏转的角度越小，刻度的间隔也越小。当 $R_x\to\infty$，即 $a$、$b$ 间开路，$I\to 0$，指针在刻度线左端位置不动，所以刻度线左端的欧姆刻度为∞。当 $R_x=R_z$ 时，$I=\frac{\varepsilon}{2R_z}=\frac{1}{2}I_g$，指针将在刻度线的中央，所以 $R_z$ 又称为中值电阻。

综上所述，当 $R_x$ 在 0→∞之间变化时，指针将在刻度线右端到左端位置间变化，正好与电流表、电压表的刻度相反。另外，标尺的刻度是不均匀的，$R_x$ 越大，刻度越密，读数时必须注意。

为了精细地读数，万用电表中欧姆挡都有多种挡次。不同挡次的中值电阻是不同的，不同挡次之间通常采用十进制。具体线路较复杂，不在这里讲述。测量时，究竟应选择哪一挡次，这要看被测电阻的值而定。原则上应尽量选用 $R_x$ 在该挡次的中值电阻附近。

应该指出，由于新旧电池内阻 $r$ 的变化，或者在换挡使用时，由于电路参数的变化，式（7-1）的条件往往不能满足。就是说，当 $R_x=0$ 时，电路中的电流将不等于 $I_g$，表头的指针并不指在刻度线右端的零欧姆处，产生了系统误差。因此测量前必须通过调零，以改变 $R_0$ 的阻值来满足式（7-1）的要求，从而达到 $I$ 与 $R_x$ 的函数关系式 7-2 不变的目的。

**2. 数字式万用电表**　数字式万用电表是根据模拟量与数字量之间的转换来完成测量的，它能用数字把测量结果显示出来。其原理方框图如图 7-7 所示，主要包括直流电压变换器、模-数转换器、计数器、显示器和逻辑控制电路等部件。直流电压变换器的作用是把被测量（如电流、电阻等）变换为电压；模-数转换器则是把电压转换为数字量；计数器可对数字量进行运算，再把结果经过译码系统送往显示器进行数字显示；逻辑控制电路主要对整机进行控制及协调各部件的工作，并能使其自动重复测量。

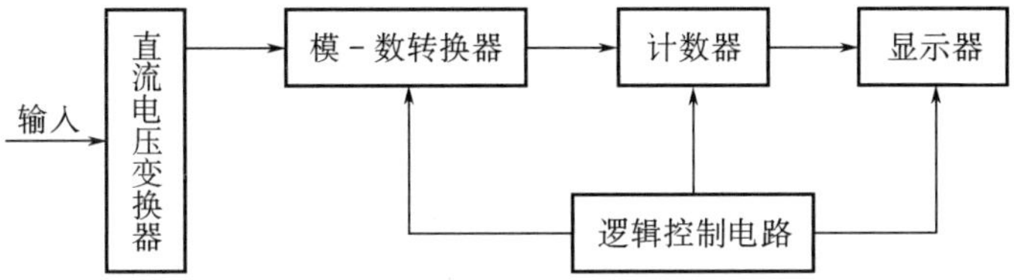


**图 7-7　数字式万用电表原理方框图**

## [实验步骤]

**1. 准备**

（1）观察万用表。仔细观察万用表板面，认清各标度尺的意义，并弄清“转换开关”和欧姆“调零”旋钮的作用。

（2）注意指针是否指“0”。若不指“0”，调节“机械调零”旋钮，使指针指向“0”。

（3）接好表笔（红表笔应插入标有“+”号的孔）。

（4）根据待测量的种类（交流或直流电压、电流或电阻等）及大小，将“选择开关”拨到合适的位置。若不知待测量的大小，应选择最大量程（或倍率）先行试测。若指针偏转程度太小，可逐次选择较小量程（或倍率）。

**2. 测量**

（1）测出图 7-8 实验板所给的电阻 $R_1$、$R_2$、$R_3$、$R_4$ 的阻值。

（2）测出实验板所给的半导体二极管 $D_1$、$D_2$ 的正、反向电阻阻值。（黑表笔为正电压端）

（3）观察电解电容的漏电电流（用“1K”挡）。

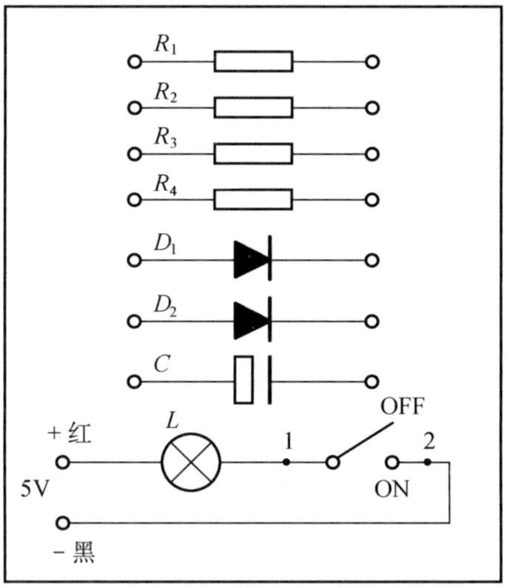


**图 7-8　实验装置板**

（4）把直流电源调至 5V 左右（不得超过 6V），并把实验板接到电源上，注意正、负端（红接正、黑接负），将开关合上（打在 ON 处），红色灯泡即“亮”。将万用电表转换开关置于直流电压挡（DC10V），测出此时灯泡两端的电压值。

（5）将开关断开（打在 OFF 处），灯泡熄灭，将万用电表转换开关置于直流电流挡（DC500mA），将红表笔接“1”，黑表笔接“2”，灯泡变亮，测出此时的直流电流值。

（6）重复（1）～（5）步骤测出五组数据记录在下表中。

（7）用数字式万用电表重复上述实验。

## [数据记录与处理]

| 表型 | 次数 | 电阻 | | | | 二极管 | | | | 电解电容 | 小灯泡 | |
|---|---|---|---|---|---|---|---|---|---|---|---|---|
| | | | | | | $D_1$ | | $D_2$ | | | | |
| | | $R_1$ | $R_2$ | $R_3$ | $R_4$ | $R_正$ | $R_反$ | $R_正$ | $R_反$ | $I$ | $V$ | $I$ |
| 指针式 | 1 | | | | | | | | | | | |
| | 2 | | | | | | | | | | | |
| | 3 | | | | | | | | | | | |
| | 4 | | | | | | | | | | | |
| | 5 | | | | | | | | | | | |
| 数字式 | 1 | | | | | | | | | | | |
| | 2 | | | | | | | | | | | |
| | 3 | | | | | | | | | | | |
| | 4 | | | | | | | | | | | |
| | 5 | | | | | | | | | | | |

## [注意事项]

1. 在测量电阻时，人的两只手不要同时和测试棒一起搭在内阻的两端，以避免人体电阻的并入。

2. 若使用“×1”挡测量电阻时，应尽量缩短万用电表使用时间，以减少万用电表内电池的电能消耗。

3. 测电阻时，每次换挡后都要调节零点，若不能调零，则必须更换新电池。切勿用力再旋“调零”旋钮，以免损坏。此外，不要双手同时接触两支表笔的金属部分，测量高阻值电阻更要注意。

4. 在电路中测量某一电阻的阻值时，应切断电源，并将电阻的一端断开。更不能用万用电表测电源内阻。若电路中有电容，应先放电。也不能测额定电流很小的电阻（如灵敏电流计的内阻等）。

5. 测直流电流或直流电压时，红表笔应接入电路中高电位一端（或电流总是从红表笔流入电表）。

6. 测量电流时，万用电表必须与待测对象串联；测电压时，它必须与待测对象并联。

7. 测电流或电压时，手不要接触表笔金属部分，以免触电。

8. 绝对不允许用电流挡或欧姆挡去测量电压！

9. 试测时应用跃接法，即在表笔接触测试点的同时，注视指针偏转情况，并随时准备在出现意外（指针超过满刻度，指针反偏等）时，迅速将电笔脱离测试点。

10. 测量完毕，务必将“转换开关”拨离欧姆挡，应拨到空挡或最大交流电压挡，以保证安全。

## [思考题]

1. 为什么不能用万用电表测电源内阻？

2. 测量电压时，万用电表“转换开关”绝对不能置于电流挡或电阻挡，为什么？

# 实验八 用电位差计测量微小电压和电动势

## 8-1 测量微小电压

### [实验目的]

1. 了解直流电位差计的工作原理、结构和特点。
2. 掌握用直流电位差计测量微小电压的方法。

### [实验器材]

电位差计、检流计、电阻箱、标准电池、直流稳压电源、2 号电池、导线等。

### [实验原理]

如果要测量某个未知电压 $U_x$，原理上可采用图 8-1 所示电路，其中 $E_0$ 是电压可调的电源。若调节 $E_0$ 使检流计 G 指零，则电路中的两个电压（$E_0$ 和 $U_x$）必然大小相等，即有 $U_x=E_0$，这时我们称电路达到补偿。在补偿的条件下，由已知电压 $E_0$ 测未知电压 $U_x$ 的方法，称为补偿法测电压（或电动势）。依此原理构成的测量电压（或电动势）的仪器称为电位差计。

实际电位差计的线路如图 8-2 所示。图中 $E_N$ 为标准电池的电动势，$E$ 为电源，$U_x$ 为待测电压，$I$ 为工作电流，K 为转换开关，G 为检流计，a 为基本回路，b 为标准回路，c 为测量回路，$R_N$ 为标准电阻，$R$ 为测量调节电阻，$R_P$ 为工作电流调节电阻。

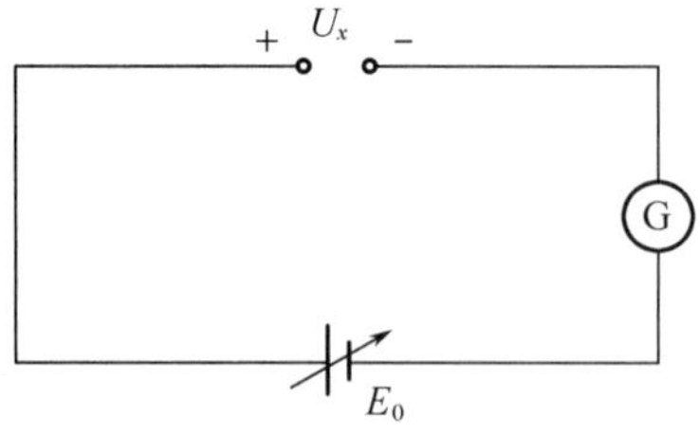


图 8-1 原理图

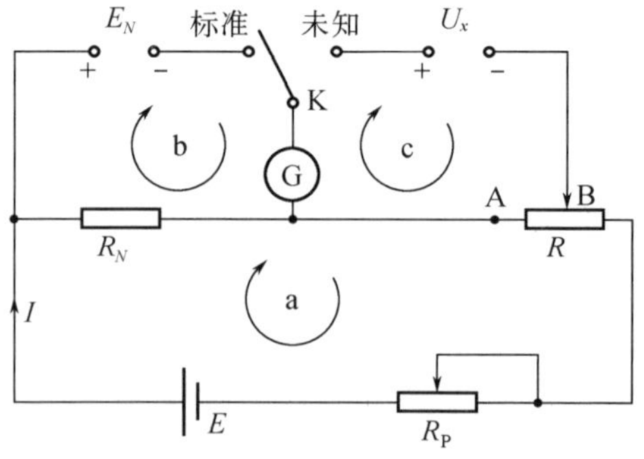


图 8-2 电位差计原理线路图

测量时，先将转换开关 K 合在“标准”位置（以“K→标准”来表示，下同），调节 $R_P$，使检流计 G 指“零”；若此时基本回路中的工作电流为 $I_0$，则有

$$E_N = I_0 R_N \qquad 或 \qquad I_0 = \frac{E_N}{R_N} \tag{8-1}$$

然后将 K→“未知”，调节 $R$（注意保持 $R_p$ 不变）使 G 指“零”，则

$$U_x = U_{AB} = I_0 R_{AB} \tag{8-2}$$

$R_{AB}$为 A、B 之间的电阻。

将式（8-1）代入式（8-2），有

$$U_x = \frac{E_N}{R_N} R_{AB} \tag{8-3}$$

由于 $E_N$ 为标准电池的电动势，它只是温度的函数且为已知；$R_N$ 也是已知的，所以 $U_x$ 正比于 A、B 之间的电阻；这里的 $U_{AB}$就相当于图 8-1 中的 $E_0$。在实际的电位差计中都是根据 $I_0 = \frac{E_N}{R_N}$的大小，把电阻 $R_{AB}$的数值转换成电压刻度标在仪器上。

应用补偿法测量电位差有以下优点。

1. 由于测量结果的准确性决定于标准电池的电动势及仪器中各工作电阻的精度，而电阻一般均采用有较高精度的标准电阻，且标准电池的精度也较高，所以只要检流计的灵敏度较高，测量结果的精度就会较高。

2. 当电路达到完全补偿时，被测电路中无电流通过，因此，被测电压在测量中不受工作电流的影响。

## [仪器描述]

UJ31 型低电势直流电位差计的面板如图 8-3 所示。

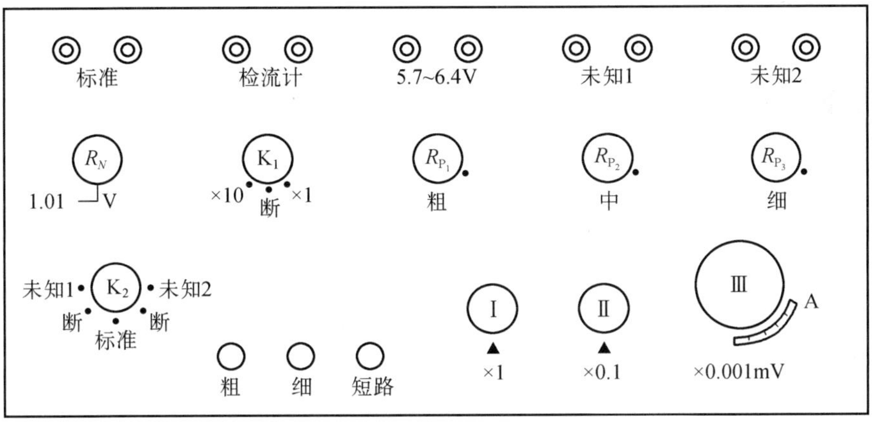


**图 8-3　UJ31 型电位差计的面板图**

整个面板可分为如下七个部分。

1. 五组接线端钮（“标准”“检流计”…）。

2. 标准电池电动势的温度补偿盘 $R_N$。

3. 工作电流调节电阻盘 $R_p$（分为 $R_{p_1}$、$R_{p_2}$、$R_{p_3}$）。

4. 测量调节电阻盘Ⅰ、Ⅱ、Ⅲ，其中第Ⅲ盘带有游标尺 A。

5. 电位差计量程变换开关 $K_1$。

6. 标准回路和测量回路的转换开关 $K_2$。

7. 电键按钮（“粗”“细”“短路”）。

UJ31 型电位差计使用的电源是 5.7～6.4V 的直流电源，其工作电流为 10mA。它的三个工作电流调节盘中，第一个盘（$R_{p_1}$）是 16 点步进的转换开关，第二盘（$R_{p_2}$）和第三盘（$R_{p_3}$）均为滑线盘。标准电池电动势温度补偿盘 $R_N$ 的补偿范围为 1.0180～1.0196V。

该仪器有两个测量端，通过转换开关 $K_2$ 可接通“未知 1”或“未知 2”或“标准电池”。在它的三个测量调节电阻盘中，第Ⅰ测量盘是 16 点步进转换式开关，第Ⅱ测量盘是 10 点步进转换式开关，第Ⅲ测量盘是滑线盘；测量盘的电阻值已转换成电压刻度标在了仪器面板上。

该仪器的量程变换开关 $K_1$ 有两挡：在“×1”挡，测量范围是 0～17.1mV，测量盘的最小分度值为 1μV，游标尺的分度值为 0.1μV；在“×10”挡，测量范围是 0～171mV，测量盘的最小分度值为 10μV，游标尺的分度值为 1μV。

## [实验步骤]

1. 先计算出当时温度 $t$ 下的标准电池的电动势 $E_t$：$E_t=1.0186-4.06\times10^{-5}\times(t-20)-9.5\times10^{-7}\times(t-20)^2$V，然后将温度补偿盘 $R_N$ 拨在经计算所得的 $E_t$ 数值处。

2. 设计待测电路（该步骤的目的是要获得待测电压 $U_x$）。

待测电路可由一个电阻箱和一节电池构成，如图 8-4 所示。已知 $E_1=1.5$V，$R_1$ 和 $R_2$ 为电阻箱内的两部分电阻；“0”“9.9Ω”和“99999.9Ω”分别是电阻箱上的三个接线柱，“0”与“9.9Ω”两柱之间的电阻值（即 $R_1$）可在 0～9.9Ω 的范围内变化；“0”与“99999.9Ω”两柱之间的电阻值（即 $R_1+R_2$）可在 0～99999.9Ω 的范围内选择。

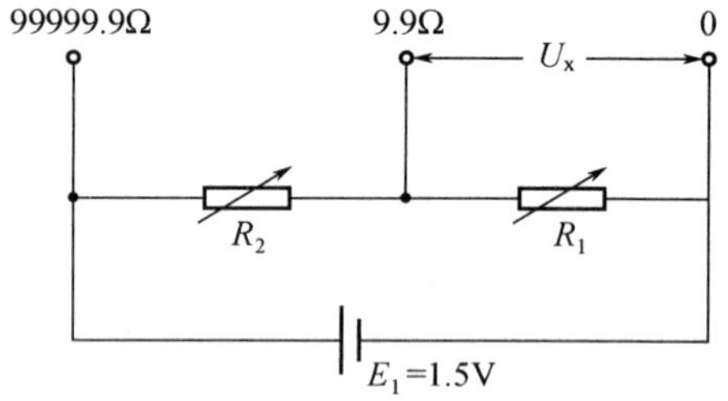


**图 8-4 被测电路**

设计待测电路时，要求 $R_1$ 取 9.9Ω（$R_1$ 的值要尽可能大），而 $U_x$ 必须满足以下两个条件。

(1) $0<U_{x_1}\leqslant17.1$mV。

(2) $17.1\text{mV}<U_{x_2}\leqslant171$mV。

本次实验取 $U_{x_1}\approx15$mV，$U_{x_2}\approx82.5$mV，故可计算出 $R_2$ 的两个相应值为 $R_2'\approx980\Omega$，$R_2''\approx170\Omega$。

3. 将 $K_2$→“断”，然后按面板上接线端钮的分布，分别在“标准”“检流计”“5.7～6.4V”和“未知 1”（或“未知 2”）等端钮之间接上“标准电池”“检流计”“6V 直流电源”和“待测电压 $U_x$”（注意：各电动势和电压要按面板上所标示的极性连接，不能接反）。

4. 在检流计无输入的情况下（即 $K_2$→“断”），调节零点调节器使检流计的光标指零。

5. 将检流计的灵敏度拨至“×0.01”挡（即将检流计面板上的分流器开关置于

“×0.01”挡），$K_2$→“标准”。将电键按钮“粗”按下，调节 $R_p$（先调“粗”——$R_{p_1}$，再调“中”——$R_{p_2}$），使检流计光标基本上指零（观察并在脑中记住 $R_p$ 增大或减小时光标的偏转方向）。

6. 校准电位差计的工作电流

（1）试按一下按钮“细”，若检流计光标偏转超出刻度范围，则立即将按钮松开，并按光标的偏转方向有目的地调节 $R_{p_2}$（“中”旋钮），使光标偏转角减小；再按下“细”按钮，继续调节 $R_p$ 的“中”“细”旋钮，使光标基本上指零，然后将 $K_2$→“断”。（若在此校准过程中，光标只向一边扫，调不回零，应请指导教师检查）

（2）将检流计的灵敏提高一挡，在将 $K_2$→“标准”的同时观察光标向哪边偏转，然后按下“细”按钮，调节 $R_p$ 的“中”“细”，使光标指零；直到检流计灵敏度提高到“×1”挡时，检流计的光标也指零。此时称电位差计第一次被校准了。随即将 $K_2$→“断”，并松开按钮。

7. 测量微小电压 $U_{x_1}$（约 15mV）

（1）将 $K_1$→“×1”挡；同时根据步骤 2 的设计，将电阻箱的 $R_1$、$R_2$ 两电阻分别拨到 9.9Ω 和 980Ω，测量盘Ⅰ、Ⅱ、Ⅲ旋到约 15mV 处（即 $K_1$ 的挡值乘以三个测量盘上的示数之和约为 15mV）。

（2）将 $K_2$→“未知 1”（或“未知 2”），按下“粗”按钮，观察检流计光标的偏转方向，有目的地调节测量盘Ⅰ、Ⅱ，使光标回零。然后左手试按一下“细”按钮，观察光标的偏转情况且右手调节测量盘Ⅱ、Ⅲ，使光标指零后，即将 $K_2$→“断”，并读取测量数据（用 $K_1$ 的挡值乘以三个测量盘上的示数之和）。

（3）对 $U_{x_1}$ 连续测量 3 次。每次先校准检流计的工作电流（$K_2$→“标准”，调节 $R_p$“细”钮使光标指零）。然后速测一个数据（$K_2$→“未知”，微调测量盘Ⅲ使光标指零，$K_2$→“断”）并记录。

8. 测量微小电压 $U_{x_2}$（约 82mV），操作步骤同 7。

## [数据记录与处理]

| 次数 | $R_2=980\Omega$ | | $R_2=170\Omega$ | |
|---|---|---|---|---|
| | $U_{x_1}$（mV） | $\Delta U_{x_1}$（mV） | $Ux_2$（mV） | $\Delta Ux_2$（mV） |
| 1 | | | | |
| 2 | | | | |
| 3 | | | | |
| 平均 | | | | |

$$E_1=\frac{\overline{\Delta U_{x_1}}}{\overline{U_{x_1}}}\times 100\%= \qquad E_2=\frac{\overline{\Delta U_{x_2}}}{\overline{U_{x_2}}}\times 100\%=$$

测量结果：$U_{x_1}=\overline{U}_{x_1}\pm\overline{\Delta U}_{x_1}=$

$U_{x_2}=\overline{U}_{x_2}\pm\overline{\Delta U}_{x_2}=$

### [注意事项]

1. 标准电池不能倒置。因电流流过标准电池会引起电动势的变化，故通入或流出标准电池的电流要小于 1$\mu$A，并应间歇使用。在检流计的灵敏度至“×1”挡时，光标不易稳住，故调节动作要快点。

2. 在测量中若检流计的光标摇晃不停时，可用“短路”按钮使检流计光标的摇晃受到阻止。在改变电路时也必须使检流计处于短路状态；在使用结束和移动时，均应将检流计处于短路状态（即将检流计面板上的分流器开关置于“短路”挡）。

3. 在接通电位差计的电源时，要注意使直流电源的输出转换开关所处的位置与电位差计所使用的电源电压一致。特别注意不要将 220V 的电压接到 6V 的接线柱上。

4. 使用检流计时勿震动放置检流计的桌子。

5. 如果发现在检流计的标度尺上找不到光标时，可将检流计的分流器开关置于“直接”处，检查一下有无光点扫过。若有则可调节零点调节器，将光标调至标度尺上；若无则报告指导老师。

### [思考题]

1. 电位差计校准后基本回路中的可变电阻 $R_p$ 还能否改变？为什么？

2. 测量时，若被测电压的极性接反了，会发生什么现象？

3. 用电位差计测电压（或电动势）时，如果发生下述情况，试讨论原因。

（1）找平衡时，检流计的指针总是不动。

（2）找平衡时，检流计的指针有偏转，但总是偏向某一边。

## 8-2　测量电动势

### [实验目的]

1. 了解电位差计的工作原理、结构及特点。

2. 掌握使用电位差计，并用电位差计测量电动势和电位差。

### [实验器材]

电位差计、电阻箱、万用电表、直流稳压电源、单刀双掷开关、保护电阻、标准电池、被测电池、灵敏电流计、导线等。

### [实验原理]

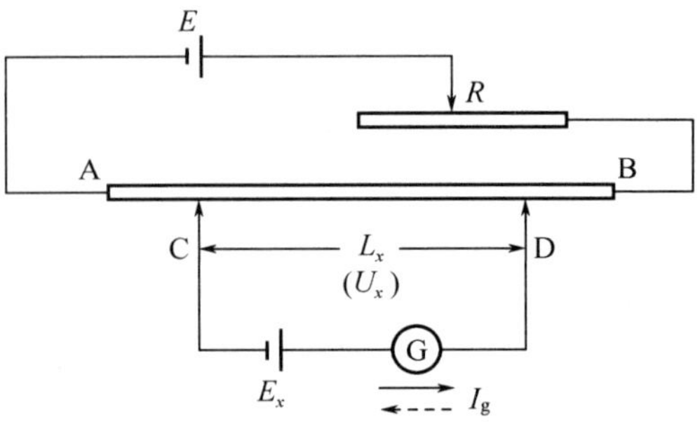


图 8-5　电位差计原理图

用伏特计测量未知电池的电动势时，必定会有电流流过电池。而电池是有内阻的，有电流通过时，就会在电池的内阻上产生电势降落。因此，伏特计的测量值实际上并不是电池的电动势，而是电池的极间电位差，比电动势小。若用电位差计来测量，就可以解决上述问题，其原理如图 8-5 所示。AB 间为一根均匀细长的电阻丝，由于电源 $E$ 的作用，在电阻丝上将产生均匀的电压降。设 $U_0$ 为电阻丝上单位长度的电压降，经过调整电阻箱 $R$，改变主电路中电阻丝 AB 中的电流大小，可以将 $U_0$ 校正为所希望的值，所以 $U_0$ 为已知量。因此，当我们测出 C、D 间电阻丝的长度 $L_x$ 时，则 C、D 间的电位差应为

$$U_x = U_{CD} = U_0 L_x$$

当把一待测电源 $E_x$ 按图 8-5 接入 C、D 之间后，滑动头 C、D 改变时，可有三种情况产生。

1. 如果 $E_x < U_x$，则灵敏电流计 G 中的电流 $I_g$ 向左流动，如图中虚线箭头所示。

2. 如果 $E_x > U_x$，情形与上述相反。

3. 如果 $E_x = U_x$，则 G 中无电流通过，这时称电位差计达到了平衡。

在电位差计平衡时，按 $E_x = U_0 L_x$ 测出的值，正是待测电池的电动势。因此，所谓电位差计就是一个分压装置。任意两点间的分压大小都为已知量。将一个未知电动势与已知电压相平衡，从而测出未知电动势。

本实验采用如图 8-6 所示的连接线路。电位差计的使用分为两步进行：①校准电位差计：就是使流过电阻丝 AB 的电流准确地达到标准值 $I_0$，方法为将单刀双掷开关 K 倒向“1”端，根据标准电池的电动势 $E_s$ 的大小，取 C、D 间电阻为 $R_s$，调节 $R$ 使检流计指针无偏转，此时电路达到补偿，$E_s = I_0 R_s$。由于 $E_s$、$R_s$ 都准确地已知，所以 $I_0$ 被精确校准到标准值。②测量未知电动势 $E_x$：将单刀双掷开关倒向“2”端，调节 C、D 间的电阻值（注意保持 $R$ 不变），使检流计再次无偏转，则 $E_x = I_0 R_x$。本实验所用的电位差计把 $R_x$ 与 $I_0$ 之积的值标在了电位差计的表盘上，所以从表盘上可直接读出 $E_x$ 的值。

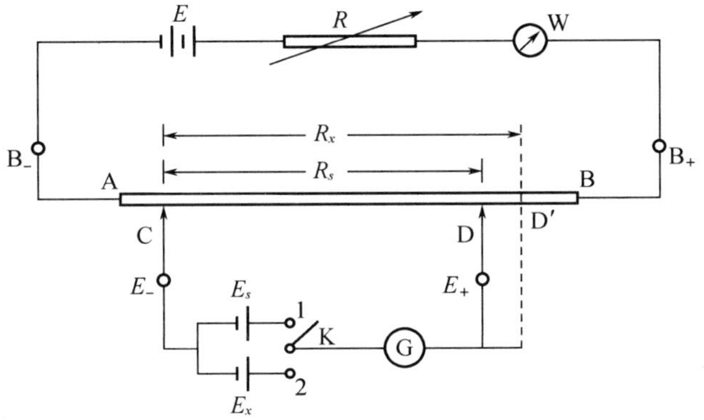


图 8-6　线路图

## [实验步骤]

1. 按图 8-6 连好线路，把直流稳压电源 $E$（6V）、电阻箱（约 440Ω）和万用表 W（用 25mA 挡）接入电位差计的 $B_+$、$B_-$ 接线柱上（先不要接通电源开关）。

2. 经教师检查线路后，方可接通电源开关。

3. 将单刀双掷开关 K 立起，既不合向“1”端，也不合向“2”端，接通电源开关，观察万用表是否指向 10mA，如果不是，则调节电阻箱 $R$，使万用表指向 10mA。

4. 调节电位差计上的步进旋钮和微调旋钮，使两旋钮的指示值正好是 1.0186V，因为标准电池 $E_s$ 的电动势正好是 1.0186V。

5. 将单刀双掷开关倒向“1”端，检流计 G 应该指示为零。若检流计不指示零，则说明通过电阻丝 AB 的电流不是 10mA，此时可微调变阻箱 $R$，使检流计指示为零。

6. 将单刀双掷开关倒向“2”端，调节电位差计的步进旋钮和微调旋钮，使检流计指示为零，此时，从电位差计刻度盘上读出的值即为 $E_x$ 的值。

7. 重复步骤 3～6，测量 5 次 $E_x$ 取平均值。

8. 将仪器恢复原位。

## [数据记录与处理]

| 次数 | 1 | 2 | 3 | 4 | 5 | 平均值 |
|---|---|---|---|---|---|---|
| $E_x$ | | | | | | |
| $\Delta E_x$ | | | | | | |

平均相误差：$\frac{\overline{\Delta E_x}}{\overline{E_x}}\times 100\%=$

结果：$E_x=\overline{E_x}+\overline{\Delta E_x}=$

## [注意事项]

先关电源开关，后拆线。

## [思考题]

1. 本实验中，标准电池 $E_s$ 的作用是什么？

2. 在连接线路时，为什么要预先把电阻箱 $R$ 放在 440Ω 左右？校准好电位差计后，$R$ 还能改变吗？为什么？

# 实验九　示波器的原理和使用

## [实验目的]

1. 了解示波器的构造和工作原理。
2. 掌握示波器的使用方法。
3. 掌握电参数的测量方法。

## [实验器材]

示波器、低频信号发生器等。

## [仪器描述]

**1. 示波器的基本结构**　示波器的种类很多，但它们都包含下列基本组成部分，如图 9-1 所示。

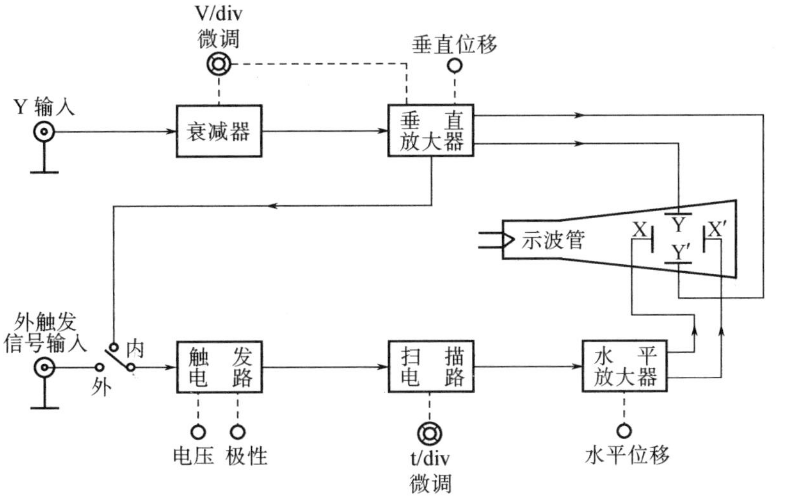


**图 9-1　示波器的基本结构图**

(1) 主机　主机包括示波管及其所需的各种直流供电电路，在面板上的控制旋钮有：辉度、聚焦、水平位移、垂直位移等。

(2) 垂直通道　垂直通道主要用来控制电子束按被测信号的幅值大小在垂直方向上的偏移。它包括 Y 轴衰减器，Y 轴放大器和配用的高频探头。通常示波管的偏转灵敏度比较低，因此在一般情况下，被测信号往往需要通过 Y 轴放大器放大后加到垂直偏转板上，才能在屏幕上显示出一定幅度的波形。Y 轴放大器的作用提高了示波管 Y 轴偏转灵敏度。为了保证 Y 轴放大不失真，加到 Y 轴放大器的信号不宜太大，但是实际的被测信号幅度往往在很大范围内变化，因此 Y 轴放大器前还必须加一 Y 轴衰减器，以适应观察不同幅度的被测信号。示波器面板上设有“Y 轴衰减器”（通常称“Y 轴灵敏度选择”开关）和“Y 轴增益微调”旋钮，分别调节 Y 轴衰减器的衰减量和 Y 轴放大器的增益。

为了避免杂散信号的干扰，被测信号一般都通过同轴电缆或带有探头的同轴电缆加到示波器 Y 轴输入端。被测信号通过探头时幅值将衰减（或不衰减），其衰减比为 10∶1（或1∶1）。

（3）水平通道　水平通道主要是控制电子束按时间值在水平方向上偏移。主要由扫描发生器、水平放大器、触发电路组成。

1）扫描发生器：扫描发生器又叫锯齿波发生器，用来产生频率调节范围宽的锯齿波，作为 X 轴偏转板的扫描电压。锯齿波的频率（或周期）调节是由“扫描速率选择”开关和“扫速微调”旋钮控制的。使用时，调节“扫速选择”开关和“扫速微调”旋钮，使其扫描周期为被测信号周期的整数倍，保证屏幕上显示稳定的波形。

2）水平放大器：其作用与垂直放大器一样，将扫描发生器产生的锯齿波放大到 X 轴偏转板所需的数值。

3）触发电路：用于产生触发信号以实现触发扫描的电路。为了扩展示波器应用范围，一般示波器上都设有控制开关、触发电压与极性控制旋钮和触发方式选择开关等。

**2. 示波器的二踪显示**

（1）二踪显示原理　示波器的二踪显示是依靠电子开关的控制作用来实现的。电子开关由“显示方式”开关控制，共有五种工作状态，即 $Y_1$、$Y_2$、$Y_1+Y_2$、交替、断续。当开关置于“交替”或“断续”位置时，荧光屏上便可同时显示两个波形。当开关置于“交替”位置时，电子开关的转换频率受扫描系统控制，工作过程如图 9-2 所示。即电子开关首先接通 $Y_2$ 通道，进行第一次扫描，显示由 $Y_2$ 通道送入的被测信号的波形；然后电子开关接通 $Y_1$ 通道，进行第二次扫描，显示由 $Y_1$ 通道送入的被测信号的波形；接着再接通 $Y_2$ 通道……这样便轮流地对 $Y_2$ 和 $Y_1$ 两通道送入的信号进行扫描、显示，由于电子开关转换速度较快，每次扫描的回扫线在荧光屏上又不显示出来，借助于荧光屏的余辉作用和人眼的视觉暂留特性，使用者便能在荧光屏上同时观察到两个清晰的波形。这种工作方式适宜于观察频率较高的输入信号场合。

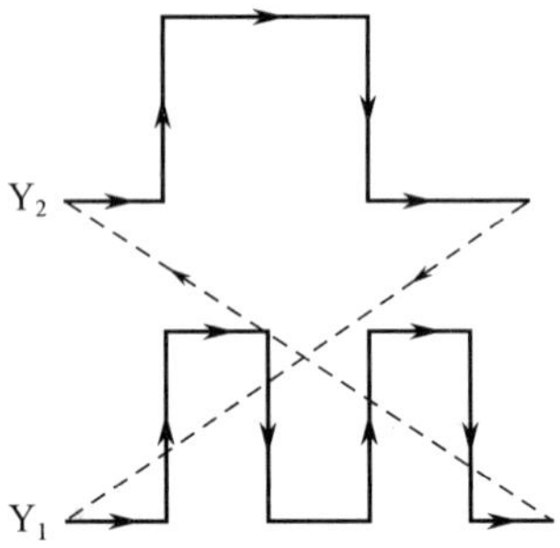

图 9-2　交替方式显示波形

当开关置于“断续”位置时，相当于将一次扫描分成许多个相等的时间间隔。在第一次扫描的第一个时间间隔内显示 $Y_2$ 信号波形的某一段；在第二个时间间隔内显示 $Y_1$ 信号波形的某一段；以后各个时间间隔轮流地显示 $Y_2$、$Y_1$ 两信号波形的其余段，经过若干次断续转换，使荧光屏上显示出两个由光点组成的完整波形如图 9-3（a）所示。由于转换的频率很高，光点靠得很近，其间隙用肉眼几乎分辨不出，再利用消隐的方法使两通道间转换过程的过渡线不显示出来，如图 9-3（b）所示，因而同样可达到同时清晰地显示两个波形的目的。这种工作方式适合于输入信号频率较低时使用。

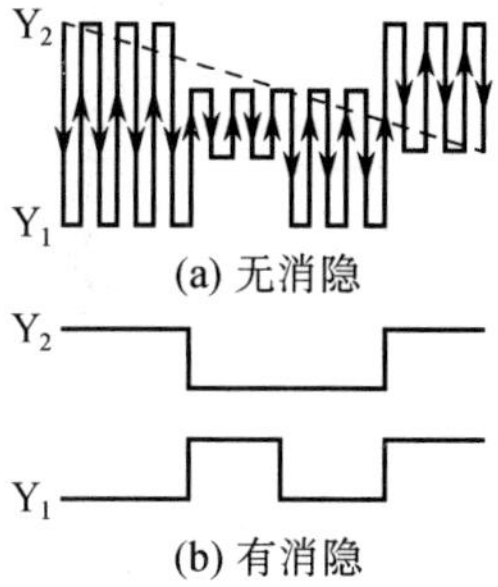


**图 9-3　断续方式显示波形**

（2）触发扫描　在普通示波器中，X 轴的扫描总是连续进行的，称为“连续扫描”。为了能更好地观测各种脉冲波形，在脉冲示波器中，通常采用“触发扫描”。采用这种扫描方式时，扫描发生器将工作在待触发状态。它仅在外加触发信号作用下，信号才开始扫描，否则便不扫描。这个外加触发信号通过触发选择开关分别取自“内触发”（Y 轴的输入信号经由内触发放大器输出触发信号），也可取自“外触发”输入端的外接同步信号。其基本原理是利用这些触发脉冲信号的上升沿或下降沿来触发扫描发生器，产生锯齿波扫描电压，然后经 X 轴放大后送 X 轴偏转板进行光点扫描。适当地调节“扫描速率”开关和“电压”调节旋钮，能方便地在荧光屏上显示具有合适宽度的被测信号波形。

**3. CA8020 型双踪示波器**

（1）概述　垂直系统具有 0～20MHz 的频带宽度和 5mV/div～5V/div 的偏转灵敏度，配以 10∶1 探极，灵敏度可达 5V/div。在全频带范围内可获得稳定触发，触发方式设有常态、自动、TV 和峰值自动。内触设置了交替触发，可以稳定地显示两个频率不相关的信号。水平系统具有 0.5s/div～0.2μs/div 的扫描速度，并设有扩展×10，可将最快扫描速度提高到 20ns/div。

（2）面板控制件介绍　CA8020 面板图如图 9-4 所示。

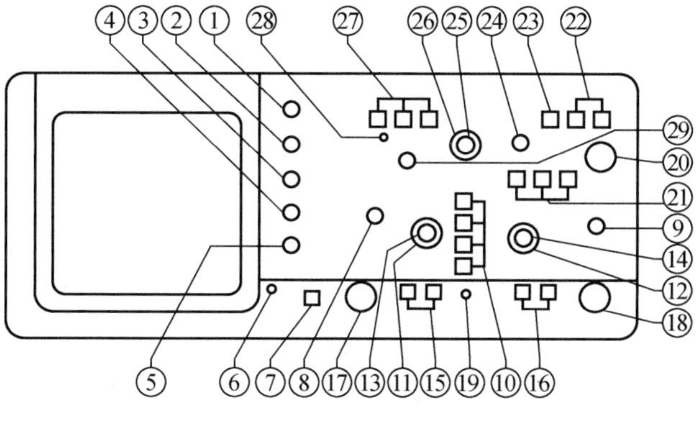


**图 9-4　CA8020 型双踪示波器面板图**

| 序号 | 控制件名称 | 功能 |
| --- | --- | --- |
| ① | 亮度 | 调节光迹的亮度 |
| ② | 辅助聚焦 | 与聚焦配合，调节光迹的清晰度 |
| ③ | 聚焦 | 调节光迹的清晰度 |
| ④ | 迹线旋转 | 调节光迹与水平刻度线平行 |
| ⑤ | 校正信号 | 提供幅度为0.5V，频率为1kHz的方波信号，用于校正10∶1探极的补偿电容器和检测示波器垂直与水平的偏转因数 |
| ⑥ | 电源指示 | 电源接通时，灯亮 |
| ⑦ | 电源开关 | 电源接通或关闭 |
| ⑧ | CH1 移位 | 调节通道1光迹在屏幕上的垂直位置，用作X-Y显示 |
| ⑨ | CH2 移位 | 调节通道2光迹在屏幕上的垂直位置，在ADD方式时使CH1＋CH2或CH1－CH2 |
| ⑩ | 垂直方式 | CH1或CH2：通道1或通道2单独显示<br>ALT：两个通道交替显示<br>CHOP：两个通道断续显示，用于扫速较慢时的双踪显示<br>ADD：用于两个通道的代数和或差 |
| ⑪、⑫ | 垂直衰减器 | 调节垂直偏转灵敏度 |
| ⑬、⑭ | 微调 | 用于连续调节垂直偏转灵敏度，顺时针旋定即为校正位置 |
| ⑮、⑯ | 耦合方式（AC—DC—GND） | 用于选择被测信号馈入垂直通道的耦合方式 |
| ⑰ | CH1　OR　X | 被测信号的输入插座 |
| ⑱ | CH2　OR　Y | 被测信号的输入插座 |
| ⑲ | 接地（GND） | 与机壳相连的接地端 |
| ⑳ | 外触发输入 | 外触发输入插座 |
| ㉑ | 内触发源 | 用于选择CH1、CH2或交替触发 |
| ㉒ | 触发源选择 | 用于选择触发源为INT（内）、EXT（外）或LINE（电源） |
| ㉓ | 触发极性 | 用于选择信号的上升或下降沿触发扫描 |
| ㉔ | 电压 | 用于调节被测信号在某一电压触发扫描 |
| ㉕ | 微调 | 用于连续调节扫描速度，顺时针旋定即为校正位置 |
| ㉖ | 扫描速率 | 用于调节扫描速度 |
| ㉗ | 触发方式 | 常态（NORM）：无信号时，屏幕上无显示；有信号时，与电压控制配合显示稳定波形<br>自动（AUTO）：无信号时，屏幕上显示光迹；有信号时，与电压控制配合显示稳定波形<br>电视场（TV）：用于显示电视场信号<br>峰值自动（P-P　AUTO）：无信号时，屏幕上显示光迹；有信号时，无须调节电压即能获得稳定波形显示 |
| ㉘ | 触发指示 | 在触发扫描时，指示灯亮 |
| ㉙ | 水平移位 PULL×10 | 调节扫描曲线在屏幕上的水平位置拉出时扫描速度被扩展10倍 |

## [实验步骤]

**1. 示波器的使用**

（1）面板一般功能检查

1）将有关控制件按下表置位。

| 控制件名称 | 作用位置 | 控制件名称 | 作用位置 |
|---|---|---|---|
| 亮度 | 居中 | 触发方式 | 峰值自动 |
| 聚焦 | 居中 | 扫描速率 | 0.5ms/div |
| 位移 | 居中 | 极性 | 正 |
| 垂直方式 | CH1 | 触 发 源 | INT |
| 灵敏度选择 | 10mV/div | 内触发源 | CH1 |
| 微　调 | 校正位置 | 输入耦合 | AC |

2）接通电源，电源指示灯亮，稍预热后，屏幕上出现扫描光迹，分别调节亮度、聚焦、辅助聚焦、迹线旋转、垂直、水平移位等控制件，使光迹清晰并与水平刻度平行。

3）用 10∶1 探极将校正信号输入至 CH1 输入插座。

4）调节示波器有关控制件，使荧光屏上显示稳定且易观察方波波形。

5）将探极换至 CH2 输入插座，垂直方式置于“CH2”，内触发源置于“CH2”，重复（4）操作。

（2）垂直系统的操作

1）垂直方式的选择：当只需观察一路信号时，将“垂直方式”开关置“CH1”或“CH2”，此时被选中的通道有效，被测信号可从通道端口输入。当需要同时观察两路信号时，将“垂直方式”开关置“交替”，该方式使两个通道的信号被交替显示，交替显示的频率受扫描周期控制。当扫速低于一定频率时，交替方式显示会出现闪烁，此时应将开关置于“断续”位置。当需要观察两路信号代数和时，将“垂直方式”开关置于“代数和”位置，在选择这种方式时，两个通道的衰减设置必须一致，CH2 移位处于常态时为 CH1＋CH2，CH2 移位拉出时为 CH1－CH2。

2）输入耦合方式的选择：

直流（DC）耦合：适用于观察包含直流成分的被测信号，如信号的逻辑电压和静态信号的直流电压，当被测信号的频率很低时，也必须采用这种方式。

交流（AC）耦合：信号中的直流分量被隔断，用于观察信号的交流分量，如观察较高直流电压上的小信号。

接地（GND）：通道输入端接地（输入信号断开），用于确定输入为零时光迹所处位置。

3）灵敏度选择（V/div）的设定：按被测信号幅值的大小选择合适挡级。“灵敏度选择”开关外旋钮为粗调，中心旋钮为细调（微调），微调旋钮按顺时针方向旋定至校正位置时，可根据粗调旋钮的示值（V/div）和波形在垂直轴方向上的格数读出被测信号幅值。

（3）触发源的选择

1）触发源选择：当触发源开关置于“电源”触发，机内 50Hz 信号输入到触发电路。当触发源开关置于“常态”触发，有两种选择，一种是“外触发”，由面板上外触发输入插座输入触发信号；另一种是“内触发”，由内触发源选择开关控制。

2）内触发源选择：

“CH1”触发：触发源取自通道 1。

“CH2”触发：触发源取自通道 2。

“交替触发”：触发源受垂直方式开关控制，当垂直方式开关置于“CH1”，触发源自动切换到通道 1；当垂直方式开关置于“CH2”，触发源自动切换到通道 2；当垂直方式开关置于“交替”，触发源与通道 1、通道 2 同步切换，在这种状态使用时，两个不相关的信号其频率不应相差很大，同时垂直输入耦合应置于“AC”，触发方式应置于“自动”或“常态”。当垂直方式开关置于“断续”和“代数和”时，内触发源选择应置于“CH1”或“CH2”。

（4）水平系统的操作

1）扫描速度选择（t/div）的设定：按被测信号频率高低选择合适挡级，“扫描速率”开关外旋钮为粗调，中心旋钮为细调（微调），微调旋钮按顺时针方向旋定至校正位置时，可根据粗调旋钮的示值（t/div）和波形在水平轴方向上的格数读出被测信号的时间参数。当需要观察波形某一个细节时，可进行水平扩展×10，此时原波形在水平轴方向上被扩展 10 倍。

2）触发方式的选择：“常态”：无信号输入时，屏幕上无光迹显示；有信号输入时，触发电压调节在合适位置上，电路被触发扫描。当被测信号频率低于 20Hz 时，必须选择这种方式。

“自动”：无信号输入时，屏幕上有光迹显示；一旦有信号输入时，电压调节在合适位置上，电路自动转换到触发扫描状态，显示稳定的波形，当被测信号频率高于 20Hz 时，最常用这一种方式。

“电视场”：对电视信号中的场信号进行同步，如果是正极性，则可以由 CH2 输入，借助于 CH2 移位拉出，把正极性转变为负极性后测量。

“峰值自动”：这种方式同自动方式，但无需调节电压即能同步，它一般适用于正弦波、对称方波等脉冲波。对于频率较高的测试信号，有时也要借助于电压调节，它的触发同步灵敏度要比“常态”或“自动”稍低一些。

3）“极性”的选择：用于选择被测试信号的上升沿或下降沿去触发扫描。

4）“电压”的位置：用于调节被测信号在某一合适的电压上启动扫描，当产生触发扫描后，触发指示灯亮。

**2. 用示波器测量电参数**

（1）电压的测量　示波器的电压测量实际上是对所显示波形的幅度进行测量，测量时应使被测波形稳定地显示在荧光屏中央，幅度一般不宜超过 6div，以避免非线性失真造成的测量误差。

1）交流电压的测量：①将信号输入至 CH1 或 CH2 插座，将垂直方式置于被选用的通道。②将 Y 轴“灵敏度微调”旋钮置校准位置，调整示波器有关控制件，使荧光屏上显示稳定、易观察的波形，则交流电压幅值如下。

$$V_{p-p}=\text{垂直方向格数(div)}\times\text{垂直偏转因数(V/div)}$$

2）直流电压的测量：①设置面板控制件，使屏幕显示扫描基线。②设置被选用通道的输入耦合方式为“GND”。③调节垂直移位，将扫描基线调至合适位置，作为零电压基准线。④将“灵敏度微调”旋钮置校准位置，输入耦合方式置“DC”，被测电压由相应 Y 输入端输入，这时扫描基线将偏移，读出扫描基线在垂直方向偏移的格数(div)，则被测电压：

$V$＝垂直方向偏移格数（div）×垂直偏转因数（V/div）×偏转方向（＋或－）式中，基线向上偏移取正号，基线向下偏移取负号。

（2）时间测量　时间测量是指对脉冲波形的宽度、周期、边沿时间及两个信号波形间的时间间隔（相位差）等参数的测量。一般要求被测部分在荧光屏 X 轴方向应占 4～6div。

1）时间间隔的测量：对于一个波形中两点间的时间间隔的测量，测量时先将“扫描微调”旋钮置校准位置，调整示波器有关控制件，使荧光屏上波形在 X 轴方向大小适中，读出波形中需测量两点间水平方向格数，则时间间隔如下。

$$\text{时间间隔}=\text{两点之间水平方向格数(div)}\times\text{扫描时间因数(t/div)}$$

2）脉冲边沿时间的测量：上升（或下降）时间的测量方法和时间间隔的测量方法一样，只不过是测量被测波形满幅度的 10％和 90％两点之间的水平方向距离，如图9-5所示。

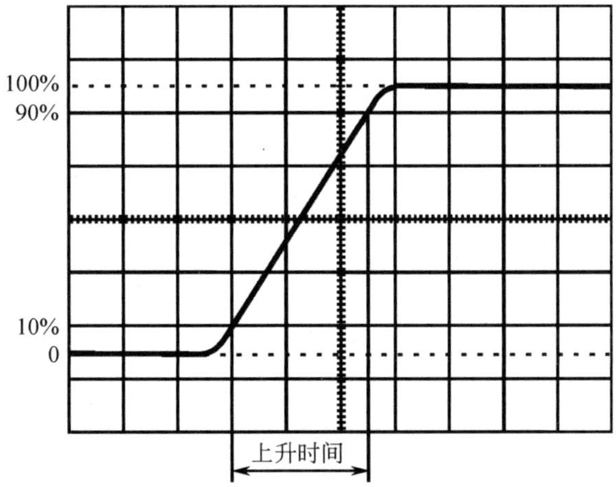


**图 9-5　上升时间的测量**

用示波器观察脉冲波形的上升边沿、下降边沿时，必须合理选择示波器的触发极性（用触发极性开关控制）。显示波形的上升边沿用“+”极性触发，显示波形下降边沿用“−”极性触发。如波形的上升沿或下降沿较快则可将水平扩展×10，使波形在水平方向上扩展10倍，则上升（或下降）时间如下。

$$上升(或下降)时间=\frac{水平方向格数(div)\times 扫描时间因数(t/div)}{水平扩展倍数}$$

（3）相位差的测量

1）参考信号和一个待比较信号分别输入“CH1”和“CH2”输入插座。

2）根据信号频率，将垂直方式置于“交替”或“断续”。

3）设置内触发源至参考信号那个通道。

4）将CH1和CH2输入耦合方式置“⊥”，调节CH1、CH2移位旋钮，使两条扫描基线重合。

5）将CH1、CH2耦合方式开关置“AC”，调整有关控制件，使荧光屏显示大小适中、便于观察的两路信号，如图9-6所示。读出两波形水平方向移动格数$D$及信号周期所占格数$T$，则相位差如下。

$$\theta=\frac{D}{T}\times 360°$$

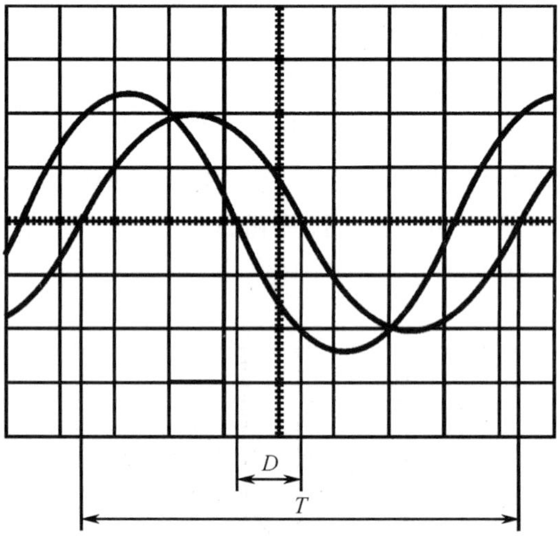


图9-6 相位差的测量

## [注意事项]

1. 旋转旋钮时不要用力过猛。
2. 图形亮度要适中，光点不要长时间停留在一点，以免损坏荧光屏。

## [思考题]

1. 简要说明示波器原理及各个旋钮的作用。
2. 如果示波器良好，在正常工作时，屏上仍无亮点，应怎样调节才能找到亮点？
3. 待测信号输入示波器后，图形杂乱或不稳定，应如何调节才能使图形清晰稳定？

# 实验十　超声声速的测定

## ［实验目的］

1. 了解超声波的发射和接收及换能器的原理和功能。

2. 掌握用共振干涉法、相位比较法和时差法测声速的原理和技术，以及用逐差法处理数据。

3. 进一步熟悉示波器和信号源的使用方法。

## ［实验器材］

SV-DH-7A 型声速测定仪（可用于气体、液体和固体中的声速测定）、SVX-7 声速测定仪信号源（频率 50Hz～50kHz，带时差法测量脉冲信号源）、双踪示波器、固体介质棒材等。

## ［仪器描述］

SV－DH－7A 型声速测定仪是由声速测定仪信号源和声速测试架两个部分组成，见图 10-1 和图 10-2。

信号源上“调节旋钮”的作用：①频率粗调（频率细调）：用于调节输出信号的频率。②发射强度：用于调节输出信号的电功率（输出电压）。③接收增益：用于调节仪器内部的接收增益。

将声速测试架、信号源和双踪示波器按图 10-7 连接即可进行实验。

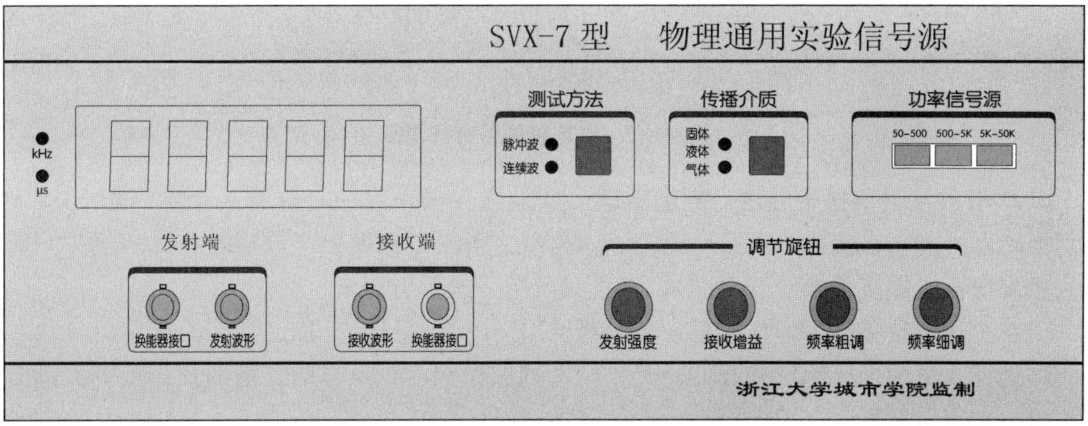


图 10-1　SVX-7 声速测定仪信号源面板

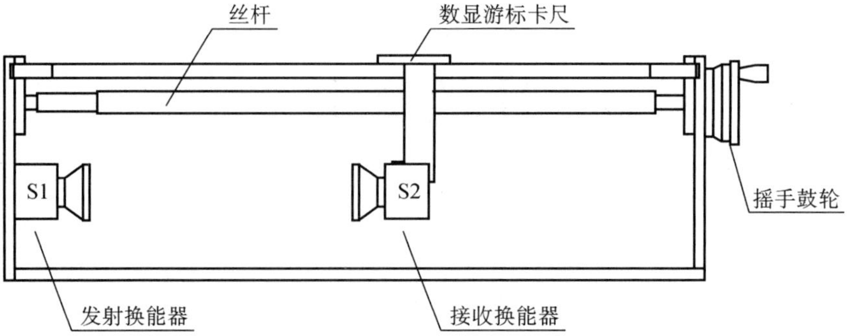


**图 10-2　声速测试架外形示意图**

## [实验原理]

**1. 超声波与压电陶瓷换能器**　频率 20Hz～20kHz 的机械振动在弹性介质中传播形成声波，高于 20kHz 称为超声波。超声波的传播速度就是声波的传播速度，而超声波具有波长短，易于定向发射等优点，声速实验所采用的声波频率一般都为 20～60kHz。在此频率范围内，采用压电陶瓷换能器作为声波的发射器、接收器效果最佳。

压电陶瓷换能器根据它的工作方式，分为纵向（振动）换能器、径向（振动）换能器及弯曲（振动）换能器。声速教学实验中大多数采用纵向换能器。如图 10-3 所示为纵向换能器的结构图。

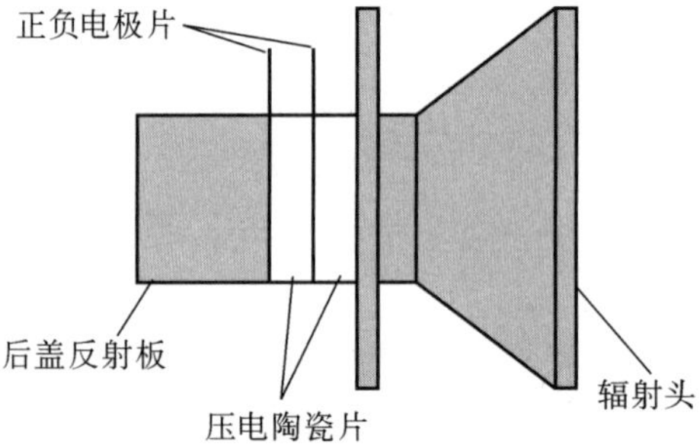


**图 10-3　纵向换能器的结构图**

**2. 驻波法（共振干涉法）测量原理**　假设在无限声场中，仅有一个点声源 S1（发射换能器）和一个接收平面 S2（接收换能器）。当点声源发出声波后，在此声场中只有一个反射面（即接收换能器平面），并且只产生一次反射。

在上述假设条件下，作如下定量分析。

选择合适的坐标原点和起始时刻，则两列同振幅沿相反方向传播的相干波的波动方程可分别表示如下。

在 S1 处发射，发射波为 $y_1 = A\cos\left(\omega t - \dfrac{2\pi x}{\lambda}\right)$

在 S2 处产生反射，反射波为 $y_2=A\cos\left(\omega t+\frac{2\pi x}{\lambda}\right)$

其中，$x$ 为 S1 与 S2 之间的距离，A 为两相干波的振幅。

$y_1$ 与 $y_2$ 在反射平面相交叠加，合成波束为

$$y=y_1+y_2=A\cos\left(\omega t-\frac{2\pi x}{\lambda}\right)+A\cos\left(\omega t+\frac{2\pi x}{\lambda}\right)$$

运用三角运算可得驻波方程

$$y=2A\cos\frac{2\pi x}{\lambda}\cos\omega t$$

由此可见，合成后的波束 $y$ 在幅度上具有随 $\cos(2\pi x/\lambda)$ 呈周期变化的特性，在相位上具有随（$2\pi x/\lambda$）呈周期变化的特性。

如图 10-4 所示波形显示了叠加后的声波幅度。

实验装置如图 10-7 所示，图中 S1 和 S2 为压电陶瓷换能器。S1 作为声波发射器，它由信号源供给频率为数十千赫的交流电信号，由逆压电效应发出一平面超声波。S2 则作为声波的接收器，压电效应将接收到的声压转换成电信号。将它输入示波器，我们就可看到一组由声压信号产生的正弦波形。由于 S2 在接收声波的同时还能反射一部分超声波，接收的声波、反射的声波振幅虽有差异，但二者周期相同且在同一线上沿相反方向传播，二者在 S1 和 S2 区域内产生了波的干涉，形成驻波。我们在示波器上观察到的实际上是这两个相干波合成后在声波接收器 S2 处的振动情况。移动 S2 位置（即改变 S1 和 S2 之间的距离），从示波器显示上会发现，当 S2 在某位置时振幅有最小值。根据波的干涉理论可以知道：任何二相邻的振幅最大值的位置之间（或二相邻的振幅最小值的位置之间）的距离均为 $\lambda/2$。为了测量声波的波长，可以在观察示波器上声压振幅值的同时，缓慢地改变 S1 和 S2 之间的距离，示波器上就可以看到声振动幅值不断地由最大变到最小再变到最大，二相邻的振幅最大值之间的距离为 $\lambda/2$，S2 移过的距离亦为 $\lambda/2$。超声换能器在 S2 至 S1 之间距离的改变可通过转动鼓轮来实现，而超声波的频率又可由声速测定仪信号源频率显示窗口直接读出。

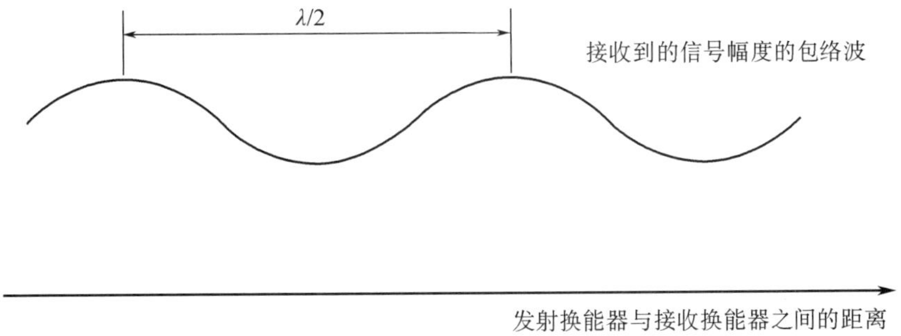


**图 10-4　换能器间距与合成幅度**

在连续多次测量相隔半波长的 S2 的位置变化及声波频率 $f$ 以后，我们可运用测量数据计算出声速，用逐差法处理测量的数据。

**3. 相位法测量原理** 由前述可知入射波 $y_1$ 与反射波 $y_2$ 叠加，形成波 $y$，即

$$y=2A\cos\frac{2\pi x}{\lambda}\cos\omega t$$

由此可见，在经过 $\Delta x$ 距离后，接收到的余弦波与原来位置处的相位差为 $\theta=2\pi\Delta x/\lambda$，如图 10-5 所示。因此能通过示波器，用李萨如图法观察测出声波的波长。

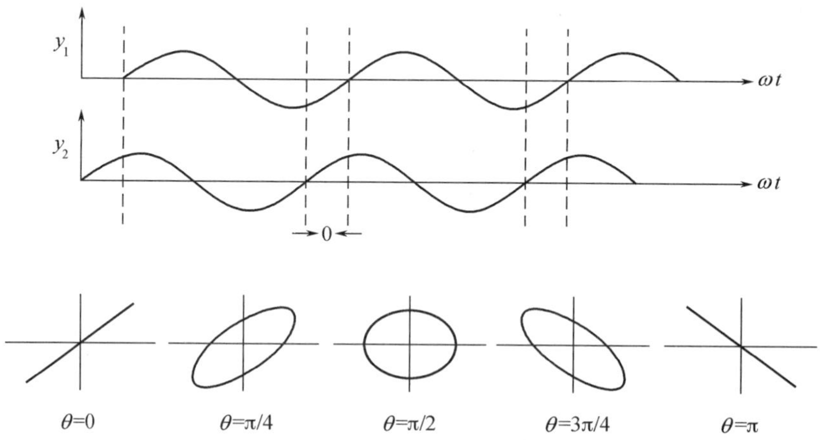


**图 10-5 用李萨如图观察相位变化**

**4. 时差法测量原理** 连续波经脉冲调制后由发射换能器发射至被测介质中，声波在介质中传播，经过 $t$ 时间后，到达 $L$ 距离处的接收换能器。发射换能器与接收换能器的波形，如图 10-6 所示。由运动定律可知，声波在介质中传播的速度可由以下公式求出。

速度（$v$）=距离（$L$）/时间（$t$）

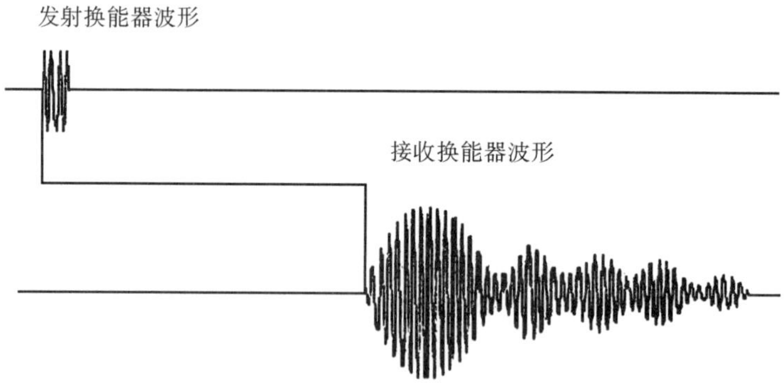


**图 10-6 发射波与接收波**

通过测量二换能器发射接收平面之间距离（$L$）和时间（$t$），就可以计算出当前介质下的声波传播速度。

## [实验步骤]

**1. 预热** 仪器在使用之前，开机预热 15 分钟。在通电后，自动工作在连续波方式，选择介质为空气的初始状态。

**2. 驻波法测量声速**

（1）测量装置的连接 如图 10-7 所示，信号源面板上的发射换能器接口（S1）用于输出一定频率的功率信号，请接至测试架的发射换能器（S1）；信号源面板上的发射端发射波形 Y1，请接至双踪示波器的 CH1（Y1），用于观察发射波形；接收换能器（S2）的输出接至示波器的 CH2（Y2）。

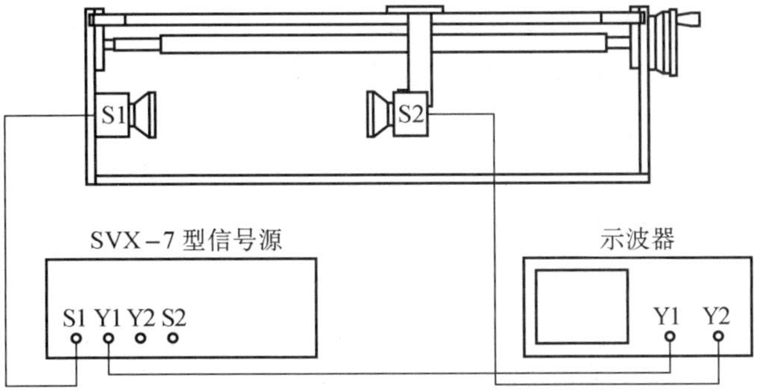


**图 10-7 驻波法、相位法连线图**

（2）测定压电陶瓷换能器的最佳工作点 只有当换能器 S1 的发射面和 S2 的接收面保持平行时才有较好的接收效果。为了得到较清晰的接收波形，应将外加的驱动信号频率调节到换能器 S1、S2 的谐振频率点处时，才能较好地进行声能与电能的相互转换（实际上有一个小的通频带），以得到较好的实验效果。按照调节到压电陶瓷换能器谐振点处的信号频率，估计示波器的扫描时基 t/div，并进行调节，使在示波器上获得稳定波形。

超声换能器工作状态的调节方法如下：各仪器都正常工作以后，首先调节发射强度旋钮，使声速测定仪信号源输出合适的电压（8～10$V_{P-P}$），再调整信号频率（25～45kHz），选择合适的示波器通道增益（0.2V～1V/div），观察频率调整时接收波的电压幅度变化，在某一频率点处（34.5～37.5kHz）电压幅度最大，此频率即是压电换能器 S1、S2 相匹配频率点，记录频率 $F_N$，改变 S1 和 S2 间的距离，适当选择位置，重新调整，再次测定工作频率，共测 5 次，取平均频率 $f$。

（3）测量步骤 将测试方法设置到连续波方式，选择相应的测试介质。完成前述（1）、（2）步骤后，观察示波器，找到接收波形的最大值。然后转动距离调节鼓轮，这时波形的幅度会发生变化，记录幅度为最大时的距离 $L_{i-1}$，距离由数显尺或在机械刻度尺上读出，再向前或者向后（必须是一个方向）移动距离，当接收波经变小后再到最大时，记录下此时的距离 $L_i$ 即有波长$\lambda_i=2|L_i-L_{i-1}|$，多次测定用逐差法处理数据。

**3. 相位法（李萨如图法）测量波长的步骤** 将测试方法设置到连续波方式，选择

相应的测试介质。完成前述（1）、（2）步骤后，将示波器打到“X-Y”方式，并选择合适的通道增益。转动距离调节鼓轮，观察波形为一定角度的斜线，记录下此时的距离 $L_{i-1}$。距离由数显尺或在机械刻度尺上读出，再向前或者向后（必须是一个方向）移动距离，使观察到的波形又回到前面所说的特定角度的斜线，记录下此时的距离 $L_i$。即有：波长 $\lambda_i=|L_i-L_{i-1}|$。

**4. 驻波法/相位法测量数据处理** 已知波长 $\lambda_i$ 和频率 $f_i$（频率由声速测定仪信号源频率显示窗口直接读出），则声速 $c_i=\lambda_i\times f_i$。因声速还与介质温度有关，所以必要时要记下介质温度 $t$。

**5. 时差法测量声速步骤** 按图 10-8 所示进行接线。将测试方法设置到脉冲波方式，并选择相应的测试介质。将 S1 和 S2 之间调到一定距离（大于 50～80mm），再调节接收增益（一般取较小的幅度），使显示的时间差值读数稳定，此时仪器内置的计时器工作在最佳状态。然后记录此时的距离值 $L_{i-1}$ 和信号源计时器显示的时间值 $t_{i-1}$。移动 S2，如果计时器读数有跳字，则微调（距离增大时，顺时针调节；距离减小时，逆时针调节）接收增益，使计时器读数连续准确变化。记录下这时的距离值 $L_i$ 和显示的时间值 $t_i$，则声速 $c_i=(L_i-L_{i-1})/(t_i-t_{i-1})$。

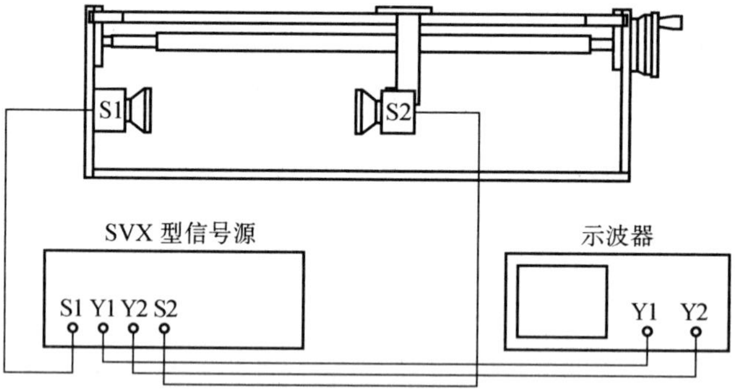


**图 10-8 时差法测量声速接线图**

当使用液体为介质测量声速时，先在测试槽中注入液体，直至把换能器完全浸没，但不能超过液面线。然后将信号源面板上的介质选择键切换至“液体”，即可进行测试，步骤相同。

**6. 固体介质中的声速测量** 在固体中传播的声波是很复杂的，它包括纵波、横波、扭转波、弯曲波、表面波等，而且各种声速都与固体棒的形状有关。金属棒一般为各向异性结晶体，沿任何方向可有三种波传播，只在特殊情况下为纵波。

固体介质中的声速测量需另配专用的 SVG 固体测量装置，用时差法进行测量。

实验提供两种测试介质：塑料棒和铝棒。每种材料有长、中、短三根样品，塑料棒的长度分别为 160mm、120mm、80mm；金属棒的长度分别为 180mm、130mm、80mm。对于每种材料的固体棒，只需测两根样品，即可按上面的方法算出声速。

$$c_i=(L_i-L_{i-1})/(t_i-t_{i-1})$$

测量时，如图 10-8 所示接线。为了得到准确的测量结果，测量时需要在固体棒两端面上涂上适量的耦合剂，使其接触良好。

将接收增益调到适当位置（一般为最大位置），以计时器不跳字为好。介质选择为"固体"。将固体棒放在专用支架上，转动鼓轮，使两个换能器之间的距离能够放下固体棒，再转动鼓轮，使两换能器的端面与固体棒紧密接触并对准。

提示：金属棒的计时读数为33～55μs，塑料棒的计时读数为55～110μs是正常值，跳字或者大于这个范围的一般是没有接触好。

## [数据记录与处理]

1. 自拟表格记录所有的实验数据，表格要便于用逐差法求相应位置的差值和计算$\lambda$。

2. 以空气介质为例，计算出共振干涉法和相位法测得的波长平均值$\lambda$及其标准偏差$S_\lambda$，同时考虑仪器的示值读数误差为0.01mm。经计算可得波长的测量结果$\lambda \pm \Delta\lambda$。

3. 按理论值公式$v_s = v_0\sqrt{\dfrac{T}{T_0}}$，式中$v_0 = 331.45\text{m/s}$为$T_0 = 273.15\text{K}$时的声速，$T = (t+273.15)\text{K}$，算出理论值$v_s$；或按经验公式$v = (331.45 + 0.59t)\text{m/s}$，式中$t$为介质温度（℃），算出$v$。

4. 计算出通过两种方法测量的$v$以及$\Delta v$值，其中$\Delta v = v - v_s$。

将实验结果与理论值比较，计算百分比误差，分析误差产生的原因。可写为：在室温为________℃时，用驻波法（或相位法）测得超声波在空气中的传播速度为$v=$________$\pm$________m/s，$\delta = \dfrac{\Delta v}{v_s} =$________%。

5. 列表记录用时差法测量塑料棒及金属棒的实验数据

（1）三根相同材质、不同长度待测棒的长度。

（2）每根测试棒所测得相对应的时间。

（3）用逐差法求相应的差值，然后计算出声速，并与理论声速值进行比较，并计算百分误差。

6. 声速测量值与公认值比较

（1）空气中的声速　按理论值公式$v_s = v_0\sqrt{\dfrac{T}{T_0}}$，式中$v_0 = 331.45\text{m/s}$为$T_0 = 273.15\text{K}$时的声速，$T = (t+273.15)\text{K}$，求得$v_s$；或按经验公式$v = (331.45 + 0.59t)\text{m/s}$，式中$t$为介质温度（℃），算出$v$。

（2）液体中的声速

| 介质 | 温度（℃） | 声速（m/s） |
|---|---|---|
| 海　水 | 17 | 1510～1550 |
| 普通水 | 25 | 1497 |
| 菜籽油 | 30.8 | 1450 |
| 变压器油 | 32.5 | 1425 |

（3）固体中的纵波声速

| 介 质 | $c_{棒}$（m/s） | $c_{块}$（m/s） |
|---|---|---|
| 铝 | 5150 | 6300 |
| 铜 | 3700 | 5000 |
| 钢 | 5050 | 6100 |
| 玻璃 | 5200 | 5600 |
| 硬塑料 | 1500～2200 | 2000～2600 |

注：以上数据仅供参考。由于介质的材料成分和温度的不同，实际测得的声速范围可能会较大。

## [注意事项]

1. 使用时，应避免声速测定仪信号源的功率输出端短路。

2. 在液体（水）作为传播介质测量时，应避免液体接触到其他金属物件，以免金属物件被腐蚀。每次使用完毕后，用干燥清洁的抹布将测试架及螺杆清洁干净。

3. 严禁将液体（水）滴到数显尺杆和数显表头内，如果不慎将液体（水）滴到数显尺杆和数显表头上，请用 60℃以下的温度将其烘干，即可使用。

4. 声速信号源在开机或受到外部强磁场干扰时，有时会产生死机。此时按后面板左侧复位按钮键，进行复位。

5. SV-DH-7A 型测试架带有有机玻璃，容易破碎，使用时应谨慎，以防止发生意外。

6. 数显尺电池使用寿命为 6～8 个月，过了使用期后请更换电池。

7. 仪器不使用时，应存放在空气温度为 0～35℃的室内架子上，架子离地高度大于 100mm。仪器应在清洁干净的场所使用，避免阳光直接暴晒和剧烈颠震。

## [思考题]

1. 声速测量中驻波法、相位法、时差法有何异同？

2. 为什么要在谐振频率条件下进行声速测量？如何调节和判断测量系统是否处于谐振状态？

3. 为什么发射换能器的发射面与接收换能器的接收面要保持互相平行？

4. 声音在不同介质中的传播有何区别？声速为什么会不同？

## 附1　简析三种测试声速的方法

**1. 驻波法（共振干涉法）**　由测试架上发射换能器发射出的声波经介质传播到接收换能器时，在接收换能器表面（是一个平面）产生反射。此时反射波与入射波在换能器表面叠加，叠加后的波形具有驻波特性。从声波理论可知，当二个声波幅度相同、方向相反进行传播时，在它们的相交处发生干涉现象，出现驻波。而声强在波腹处最小，在波节处最大。所以调节接收换能器的位置，通过示波器看到的波形幅度也随位置的变化而出现起伏。由于是靠目测幅度的变化来知道它的波长，所以难以得到很精确的结果。特别是在液体中传播，由于声波在液体中衰减较小，发射出的声波在很多因素影响下产生多次反射叠加，在接收换能器表面已经是多个回波的叠加（混响），叠加后波形的驻波特征较为复杂，并不是根据单纯的两束波叠加来观察它的幅度变化，求出波长。因此用通常的两束波叠加的公式来求速度，其精确性大为下降，导致测量结果不确定性增大。通过在测试槽中左、中、右三处进行测量，可以明确看出用通常的计算公式，在不同的地方计算得到的声速是不一样的。

**2. 相位比较法（李萨如图法）** 声速在传播途中各个点的相位是不同的，当发射点与接收点的距离变化时，二者的相位差也变化了。通过示波器用李萨如图法进行波长的测量，与驻波法相同的是都是目测波形的变化来求它的波长，测量结果同样存在着一定的不确定性。同样，因为声波在液体中传播存在着多个回波的干涉影响，从而导致测量结果不确定性的增大。

**3. 时差法** 在实际工程中，时差法测量声速得到了广泛的应用。时差法测量声速的基本原理是基于速度（$v$）＝距离（$L$）/时间（$t$），通过在设定的距离内测量声波传播的时间，从而计算出声波的传播速度。在一定的距离之间，由控制电路定时发出一个声脉冲波，经过一段距离的传播后到达接收换能器。接收到的信号经放大、滤波后由高精度计时电路求出声波从发出到接收在介质中传播的时间，从而计算出在某一介质中的传播速度。因为不用目测的方法，而由仪器本身来计测，所以其测量精度相对于前面两种方法要高。同样在液体中传播时，由于只检测首先到达的声波的时间，而与其他回波无关，这样回波的影响可以忽略不计，因此测量的结果较为准确，所以工程中往往采用时差法来测量声速。

综上所述，通过分析三种测量方法，我们得出用驻波法和相位法这两种方法测量声速，存在相对较大的测量误差，建议学生带着比对、加深印象的目的使用这三种方法进行声速测量，并对三种方法的优缺点进行比较。若课时允许，建议学生对水中用相位法、驻波法测量的误差原因，从声波传播过程中的混响现象出发展开讨论和分析，进一步了解声波在不同介质中传播的知识。

## 附2 数显容栅尺说明

电容位移测量装置包括一个可相对于测量装置纵向移动的带状标尺 10，测量装置内有几组电极 22～25，通过线路 27 与电子装置连接。带尺由金属制成，上面有许多等间隔的矩形窗孔 11。带尺 10 与发射电极相对的接收电极 29 一起构成差动电容器，用来完成电容位移测量。

电容位移测量装置，包括一带状标尺和一测量装置，测量装置上有一系列的发射电极和含一个或多个接收电极的传感器，其位置可由差动电容传感器确定。把大测量极板分成数个小测量极板，这样由于转换功能的精度不够所造成的转换误差不会损害传感器的精度。

因此，误差为千分之一的不精确度相当于一米测量极板有 1mm 的误差。另外，如果测量极板是 1mm 的标尺则其转换误差只有 1$\mu$m。如补偿分度方面的误差，通过几个刻度同时进行测量比较有利。在此情况下，几个顺次排列的基本电容就构成单个的或差动的电容。

为此，该测量装置的标尺由导电带尺构成，其上有数个间隔相等的窗口，带尺通过测量极板时，这些窗口与几个由基本电容器组成的电极一起，构成差动电容。此电容可变，它是带尺与测量极板相对位置的函数。

由于这些特点，这样的标尺结构很简单，在测量精度方面却有一些优异性能。另一个优点就是带尺可在其弹性极限内拉长，这就有可能调整其长短。该带尺还可以接地，因此它不需任何电的连接。

如图 10-9（a）、图 10-9（b）所示，该装置包括一个由金属带 10 构成的标尺和一个测量装置 20。带尺 10 上有间隔相等的矩形窗孔 11，相邻窗孔的中心轴线之间的距离设定为 $L$。

带尺 10 安排在面 21 和 28 之间，发射电极的涂敷面包含有 $2N$ 整数倍的电机，在图中所示情况下 $2N=4$，如图 10-9（c）所示。

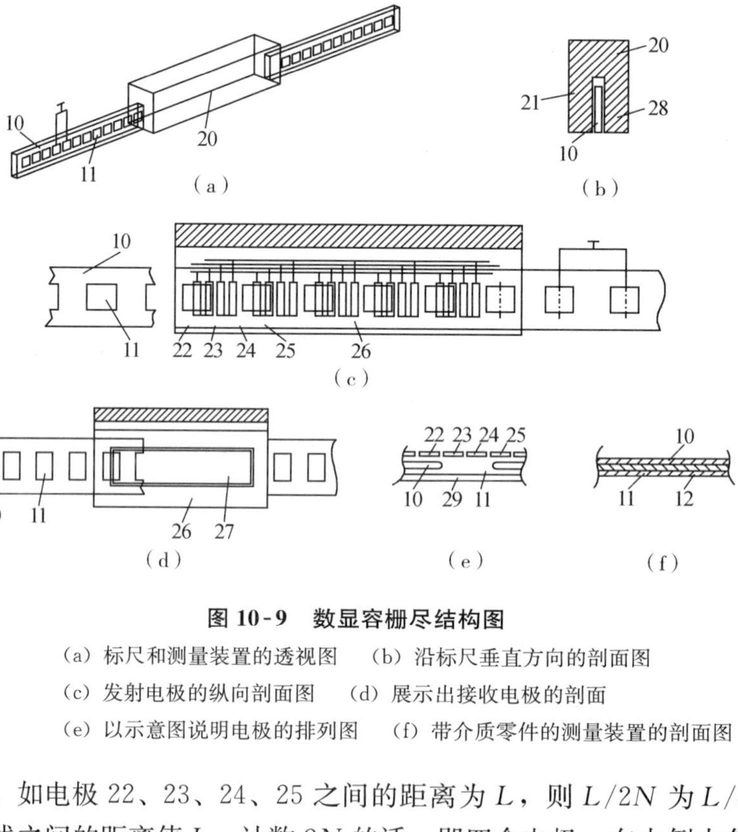


**图 10-9　数显容栅尺结构图**

（a）标尺和测量装置的透视图　（b）沿标尺垂直方向的剖面图

（c）发射电极的纵向剖面图　（d）展示出接收电极的剖面

（e）以示意图说明电极的排列图　（f）带介质零件的测量装置的剖面图

在本例中，如电极 22、23、24、25 之间的距离为 $L$，则 $L/2N$ 为 $L/4$。所以对带尺窗孔中心轴线之间的距离值 $L$，计数 $2N$ 的话，即四个电极。在本例中各电极通过线路 27 与电子装置连接，成为 $N$ 个电极。从电学的观点看，两个电极构成差动电容器极，另一极 $N$ 个电极构成此差动电容器的第二电极。差动电容器的共用板是由接收电极 29 上位置与窗孔 11 相对应的部分构成，如图 10-9（e）所示。

因此，测量装置 20 的电极和带尺的窗孔 11 组成一系列的差动电容器，它们按顺序连接以形成一个差动电容器。差动电容的变化与带尺的位移成比例，带尺应在规定值范围内移动。

从电学的观点看，刻度变化的方式是由 $N$ 个电极形成的极板以 $L/2N$ 的极数来跟随带尺窗孔 11 的位移。在本例中即以 $L/4$ 的级数，这样可给出近似测量结果。接收电极必须与发射电极系列一样或比发射电极系列还长。在此情况下，整排发射电极的长度必须等于距离 $L$ 的整数倍。在这两种情况下，为避免边缘效应和外部干扰，最好用位于测量装置主体上的涂敷面 29 将接收电极 29 围绕起来如图 10-9（c）、图 10-9（d）所示。

为了不让杂质落到带尺的窗孔上并保护带尺，从结构和化学观点来看，可用图 10-9（f）所示的聚四氟乙烯制成。保护层不会影响这些装置的功能。

数显表头的使用方法及维护如下。

1. inch/mm 按钮为英/公制转换用，测量声速时用“mm”。

2. “OFF”“ON”按钮为数显表头电源开关。

3. “ZERO”按钮为表头数字回零用。

4. 数显表头在标尺范围内，接收换能器处于任意位置都可设置“0”位。摇动丝杆，接收换能器移动的距离为数显表头显示的数字。

5. 数显表头右下方有“▼”处，打开为更换表头内扣式电池处。

6. 使用时，严禁将液体淋到数显表头上，如不慎将液体淋入，可用电吹风吹干（电吹风用低挡，并保持一定距离使温度不超过 60℃）。

7. 数显表头与数显尺杆的配合极其精确，应避免剧烈的冲击和重压。

8. 仪器使用完毕后，应关掉数显表头的电源，以避免不必要的电池消耗。

## 附3　气体 $\gamma$ 值的测定

### [实验目的]

1. 测定空气的比热比。

2. 通过实验，对等容过程、绝热过程和等温过程有一个感性认识。

### [实验器材]

大玻璃瓶、打气球、U 形管、压强计、夹子（用止血钳）、Y 形管和橡皮管、盛水容器（如小烧杯）、凡士林等。

### [实验原理]

气体的定压摩尔热容 $C_P$ 与定容摩尔热容 $C_V$ 的比值称为气体的比热比，用 $\gamma$ 表示。

$$\gamma=\frac{C_P}{C_V}$$

因 $C_P>C_V$，故 $\gamma$ 恒大于 1。

单原子、双原子和多原子气体的 $\gamma$ 值是不同的。对于双原子气体，$\gamma=1.4$。实验装置如图 10-10 所示。用打气球将空气经橡皮管打入瓶内后，将管子夹紧，此时瓶内气压 $P_1$ 高于大气压强 $P_0$，同时温度升高，压强计中两管液面的高度差 $h_1$ 要到瓶内空气的

温度和室温 $T_1$ 相等时才稳定；此时气体处于“状态Ⅰ”，用 $T_1$、$P_1$ 这两个参量来描述，则有 $P_1=P_0+\rho gh_1$（$\rho$ 为油的密度）。

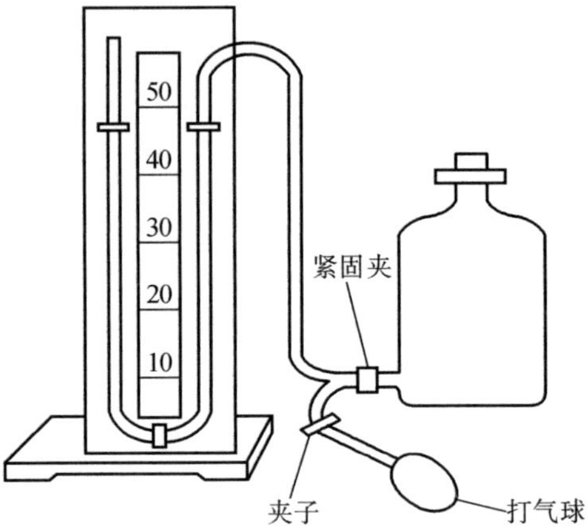


**图 10-10　实验装置**

如果此时迅速将管夹打开，则瓶内之空气迅速膨胀，当瓶中气压降到大气压 $P_0$ 时，立即夹紧管子。由于膨胀过程进行得很快而瓶壁又是热的不良导体，所以该过程可以认为是绝热过程。因此，空气膨胀时对外所做的功是由内能来供给，温度随即从 $T_1$ 降到 $T_2$，此时气体过渡到“状态Ⅱ”，用另两个参量 $P_0$、$T_2$ 来描述。设膨胀后瓶中空气单位质量的体积（比容）为 $V_2$，膨胀前其单位质量的体积（比容）为 $V_1$；而且 $V_2>V_1$，则当气体从“状态Ⅰ”过渡到“状态Ⅱ”时，根据绝热过程有

$$P_0V_2^\gamma=P_1V_1^\gamma$$

即

$$\frac{P_1}{P_0}=\left(\frac{V_2}{V_1}\right)^\gamma \tag{10-1}$$

式中的 $\gamma$ 就是我们要测量的两种热容的比值。

空气膨胀到压强为 $P_0$，瓶内的空气随即吸收室内的热量，经数分钟后，温度又升高到室温 $T_1$，压强随着增高为 $P_2$，压强计中两管液面的高度差为 $h_2$；此为定容吸热过程，气体过渡到“状态Ⅲ”，用 $P_2$、$T_1$ 来描述，则有 $P_2=P_0+\rho gh_2$。

状态Ⅰ与状态Ⅲ处在同一条等温线上，根据玻意耳-马略特定律，得

$$P_2V_2=P_1V_1$$

即

$$\frac{V_2}{V_1}=\frac{P_1}{P_2} \tag{10-2}$$

将式（10-2）代入式（10-1）得

$$\frac{P_1}{P_0}=\left(\frac{P_1}{P_2}\right)^\gamma$$

两边取对数，得

$$\gamma\ln\frac{P_1}{P_2}=\ln\frac{P_1}{P_0}$$

$$\gamma=\frac{\ln\frac{P_1}{P_0}}{\ln\frac{P_1}{P_2}}$$

将 $P_1=P_0+\rho gh_1$ 和 $P_2=P_0+\rho gh_2$ 代入，得

$$\gamma=\frac{\ln\frac{P_0+\rho gh_1}{P_0}}{\ln\frac{P_0+\rho gh_1}{P_0+\rho gh_2}}=\frac{\ln\left(1+\frac{\rho gh_1}{P_0}\right)}{\ln\left(1+\frac{\rho gh_1}{P_0}\right)-\ln\left(1+\frac{\rho gh_2}{P_0}\right)}$$

当 $-1<X\leqslant 1$ 时，有

$$\ln(1+X)=X-\frac{X^2}{2}+\frac{X^3}{3}-\frac{X^4}{4}+\cdots+(-1)^{n-1}\frac{X^n}{n}+\cdots$$

当 $|X|\ll 1$ 时，$\ln(1+X)\approx X$

由于 $\frac{\rho gh_1}{P_1}$ 及 $\frac{\rho gh_2}{P_0}$ 都比 1 小得多，故 $\ln\left(1+\frac{\rho gh}{P_0}\right)\approx\frac{\rho gh}{P_0}$

从而得

$$\gamma\approx\frac{\frac{\rho gh_1}{P_0}}{\frac{\rho gh_1-\rho gh_2}{P_0}}=\frac{h_1}{h_1-h_2} \tag{10-3}$$

从式 10-3 可以看出，只要测出绝热膨胀前压强计两管液面的高度差 $h_1$ 和绝热膨胀后定容吸热过程终止时压强计两管液面的高度差 $h_2$，即可求出空气的 $\gamma$ 值。

## [实验步骤]

1. 检查仪器是否漏气。若不漏气，将空气慢慢打入瓶内，使压强计之液面高度差为15～20cm，用止血钳夹紧橡皮管，待压强计中液面完全稳定后，从压强计上读出液面高度 $H_1$ 及 $H_2$，得高度差 $h_1$。

2. 拔下打气球，将橡皮管口没入水中，迅速松开止血钳放气，当水中停止冒气泡，即放气终止时立即夹紧橡皮管，待压强计中液面完全稳定后，从压强计上读出两管液面高度 $H_3$、$H_4$，得高度差 $h_2$。

3. 重复实验至少 5 次，将每次得到的 $h_1$ 和 $h_2$ 代入式（10-3）中，算出 $\gamma$ 值。

## [数据记录与处理]

$\gamma_{公认}=1.40$

| 次　数 | 1 | 2 | 3 | 4 | 5 | 平均值 |
|---|---|---|---|---|---|---|
| $h_1$ (cm) | | | | | | |
| $h_2$ (cm) | | | | | | |
| $\gamma$ | | | | | | |
| $\Delta\gamma=\lvert\bar{\gamma}-\gamma\rvert$ | | | | | | |

$$B=\frac{|\bar{\gamma}-\gamma_{公认}|}{\gamma_{公认}}\times 100\%=$$

$$\gamma=\bar{\gamma}\pm\overline{\Delta\gamma}=$$

## [注意事项]

1. 实验时应保证不漏气，若漏气可用密封剂封之。

2. 打气时切勿太快太猛，以避免液体从开管中冲出。

3. 测量 $H_1$、$H_2$、$H_3$、$H_4$ 时，应等液面完全稳定才读数。

4. 放气时，必须做到迅速，当瓶内的气压接近于大气压时，即夹紧橡皮管，这点非常重要。为了掌握这一步骤，可先进行几次操作以取得经验。

## [思考题]

试根据实验过程作气体从状态Ⅰ经状态Ⅱ到状态Ⅲ的 $P$-$V$ 图。

注：主要由于放气终止时刻难以掌握好，实验结果一般不够准确，但考虑到本实验能增加同学们对等容过程、绝热过程和等温过程的感性认识，故仍将其选上。

# 实验十一　用阿贝折射仪测定物质的折射率

## [实验目的]

1. 了解阿贝折射仪的原理，学会阿贝折射仪的调整和使用方法。
2. 掌握使用阿贝折射仪测定物质折射率的方法。
3. 通过对葡萄糖溶液折射率的测定，确定其浓度。

## [实验器材]

阿贝折射仪、待测液体、葡萄糖溶液（若干不同浓度值）、无水酒精、蒸馏水、镜头纸、滴管（三支）等。

## [仪器描述]

1. 阿贝折射仪的外形结构如图 11-1 所示。

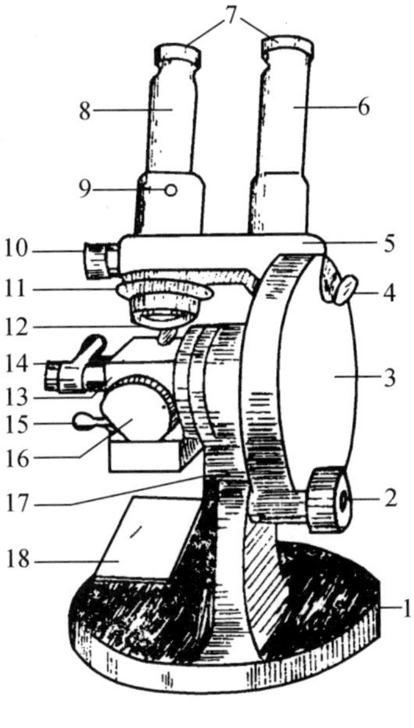


**图 11-1　阿贝折射仪**

2. 阿贝折射仪由测量系统和读数系统两部分组成，如图 11-2 所示。

测量系统：光线由反光镜 18 进入进光棱镜 16，经过被测液体后射入折光棱镜 15，再经过两个阿米西棱镜 14、13，以消除色散，然后由物镜 12 将黑白分界线成像于分划板 11（内有十字叉丝）上，经目镜 9 放大后成像于观察者眼中。

读数系统：光线由小反光镜 4 照明刻度盘 3，经转向棱镜 5 及物镜 6 将刻度成像于分划板 7 上，再经目镜 8 放大成像后以供观察。

刻度盘和棱镜组是同轴的，旋转手轮 2 可同时转动棱镜组和刻度盘。在测量镜筒视场中如出现彩色区域，使分界不够明显，可旋转阿米西棱镜手轮 10，以调整棱镜的位置，抵消色散现象，至黑白分界明显，调节 2 使叉丝交点与分界线重合。此时在读数镜筒分划板中的横线在右边刻度所指示的数值即为待测液体的折射率，如图 11-3 所示。对于糖溶液，还可以从分划板中的横线在左边刻度所指示的数据，得出该糖溶液中含糖量浓度百分数。

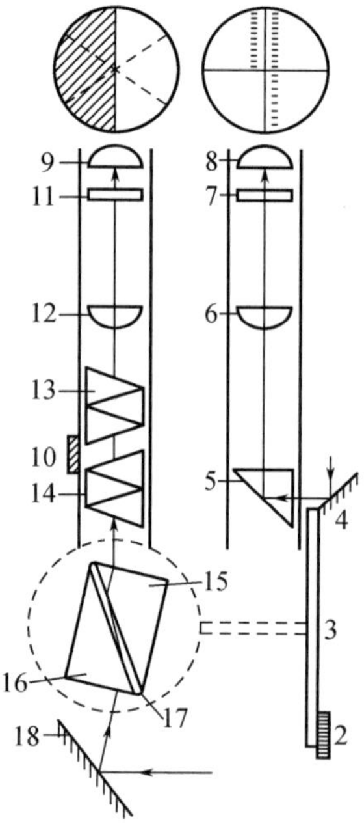


图 11-2　阿贝折射仪测量、读数系统

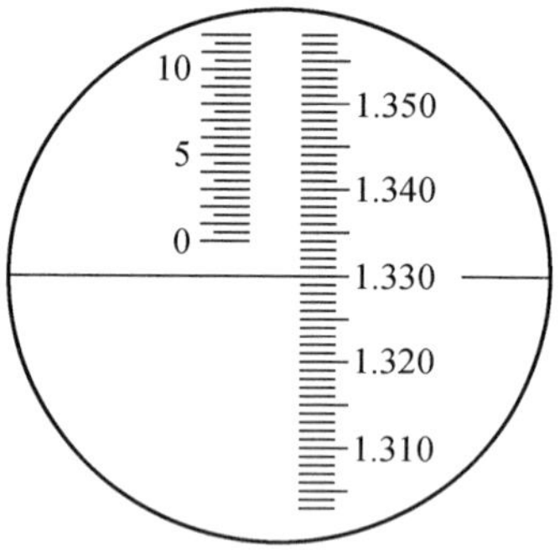


图 11-3　阿贝折射仪的读数

由于液体折射率随温度而变化，测量时需记录液体的温度，本仪器备有温度计插孔和恒温插头。

## ［实验原理］

阿贝折射仪是药物鉴定中常用的分析仪器，主要用于测定透明液体的折射率。折射率是物质的重要光学常数之一，可借以了解该物质的光学性能、纯度和浓度等。

当光从一种媒质进入到另一种媒质时，在两种媒质的分界面上，会发生反射和折射现象，如图 11-4 所示。在折射现象中有

$$n_1\sin\theta_1 = n_2\sin\theta_2$$

显然，若 $n_1 > n_2$，则 $\theta_1 < \theta_2$。其中绝对折射率较大

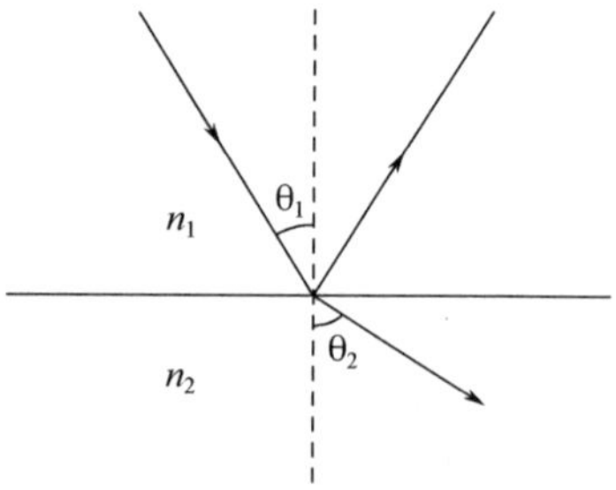


图 11-4　光在两种媒质界面上的反射和折射现象

的媒质称为光密媒质，较小的称为光疏媒质。当光线从光密媒质 $n_1$ 进入光疏媒质 $n_2$ 时，折射角 $\theta_2$ 恒大于入射角 $\theta_1$，且 $\theta_2$ 随 $\theta_1$ 的增大而增大，当入射角 $\theta_1$ 增大到某一数值 $\theta_0$ 而使 $\theta_2=90°$时，则发生全反射现象。入射角 $\theta_0$ 称为临界角。

阿贝折射仪就是根据全反射原理而制成的。其主要部分是由一直角进光棱镜 ABC 和另一直角折光棱镜 DEF 组成，在两棱镜间放入待测液体，如图 11-5（a）所示。进光棱镜的一个表面 AB 为磨砂面，从反光镜 M 射入进光棱镜的光照亮了整个磨砂面，由于磨砂面的漫反射，使液层内有各种不同方向的入射光。

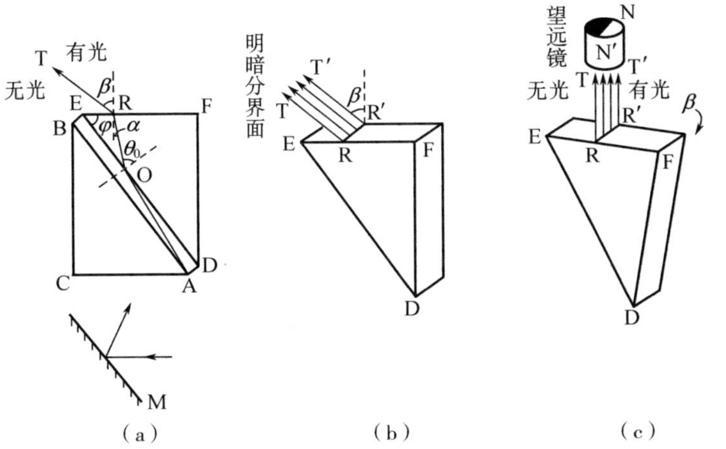


**图 11-5　阿贝折射仪原理图**

假设入射光为单色光，图中入射光线 AO（入射点 O 实际是在靠近 E 点处）的入射角为最大，由于液层很薄，这个最大入射角非常接近直角。设待测液体的折射率 $n_2$ 小于折光棱镜的折射率 $n_1$，则在待测液体与折光棱镜界面上入射光线 AO 和法线的夹角近似 90°，而折射光线 OR 和法线的夹角为 $\theta_0$，由光路的可逆性可知，此折射角 $\theta_0$ 即为临界角。

根据折射定律：$n_1\sin\theta_0=n_2\sin 90°$，即

$$n_2=n_1\sin\theta_0 \tag{11-1}$$

可见临界角 $\theta_0$ 的大小取决于待测液体的折射率 $n_2$ 及折光棱镜的折射率 $n_1$。

当 OR 光线射出折射棱镜进入空气（其折射率 $n=1$）时，又要发生一次折射，设此时的入射角为 $\alpha$，折射角为 $\beta$（或称出射角），则根据折射定律得

$$n_1\sin\alpha=\sin\beta \tag{11-2}$$

根据三角形的外角等于不相邻两内角之和的几何原理，由△ORE 得

$$(\theta_0+90°)=(\alpha+90°)+\varphi \tag{11-3}$$

将式（11-1）、式（11-2）、式（11-3）联立，解得

$$n_2=\sin\varphi\sqrt{n_1^2-\sin^2\beta}+\sin\beta\cos\varphi \tag{11-4}$$

式中：棱镜的棱角 $\varphi$ 和折射率 $n_1$ 均为定值。因此，用阿贝折射仪测出 $\beta$ 角后，就可算出液体的折射率 $n_2$。

在所有入射到折射棱镜 DE 面的入射光线中，光线 AO 的入射角等于 90°，已经达到了最大的极限值，因此其出射角 $\beta$ 也是出射光线的极限值，凡入射光线的入射角小于 90°，在折射棱镜中的折射角必小于 $\theta_0$，从而其出射角也必小于 $\beta$。由此可见，以 RT 为分界线，在 RT 的右侧可以有出射光线，在 RT 的左侧不可能有出射光线，见图 11-5 (a)。必须指出，如图 11-5 (a) 所示的只是棱镜的一个纵截面，若考虑折射棱镜整体，光线在整个折射棱镜中传播的情况，就会出现如图 11-5 (b) 所示的明暗分界面 RR′T′T。在 RR′T′T 面的右侧有光，在 RR′T′T 面的左侧无光，这分界面与棱镜顶面的法线成 $\beta$ 角，当转动棱镜 $\beta$ 角后，使明暗分界面通过望远镜中十字线的交点，这时从望远镜中可看到半明半暗的视场，如图 11-5 (c) 所示。因在阿贝折射仪中直接刻出了与 $\beta$ 角所对应的折射率，所以使用时可从仪器上直接读数而无需计算，阿贝折射仪对折射率的测量范围是 1.3000 至 1.7000。

阿贝折射仪是用白光（日光或普通灯光）作为光源，而白光是连续光谱，由于液体的折射率与波长有关，对于不同波长的光线，有不同的折射率，因而不同波长的入射光线，其临界角 $\theta_0$ 和出射角 $\beta$ 也各不相同。所以，用白光照射时就不能观察到明暗半影，而将呈现一段五彩缤纷的彩色区域，也就无法准确地测量液体的折射率。为了解决这个问题，在阿贝折射仪的望远镜筒中装有阿米西棱镜，又称光补偿器。测量时，旋转阿米西棱镜手轮使色散为零，各种波长的光的极限方向都与钠黄光的极限方向重合，视场仍呈现出半边黑色、半边白色，黑白的分界线就是钠黄光的极限方向。另外，光补偿器还附有色散值刻度圈，读出其读数，利用仪器附带的卡片，还可以求出待测物的色散率。

## [实验步骤]

**1. 校准仪器**

仪器在测量前，先要进行校准。校准时可用蒸馏水（$n_D^{20}=1.3330$）或标准玻璃块进行（标准玻璃块标有折射率）

（1）用蒸馏水校准

1）将棱镜锁紧扳手 12 松开，将棱镜擦干净（注意：用无水酒精或其他易挥发溶剂，以镜头纸擦干）。

2）用滴管将 2～3 滴蒸馏水滴入两棱镜中间，合上并锁紧。

3）调节棱镜转动手轮 2，使折射率读数恰为 1.3330。

4）从测量镜筒中观察黑白分界线是否与叉丝交点重合。若不重合，则调节刻度调节螺丝 9，使叉丝交点准确地和分界线重合。若视场出现色散，可调节阿米西棱镜手轮 10 至色散消失。

（2）用标准玻璃块校准

1）松开棱镜锁紧扳手，将进光棱镜拉开。

2）在玻璃块的抛光底面上滴溴化萘（高折射率液体），把它贴在折光棱镜的 DE 面上，玻璃块的抛光侧面应向上，以接受光线，使测量镜筒视场明亮。

3）调节手轮 2，使折射率读数恰为标准玻璃块已知的折射率值。

4）从测量镜筒中观察，若分界线不与叉丝交点重合，则调节螺丝 9 使它们重合。

若有色散，则调节手轮 10 消除色散。

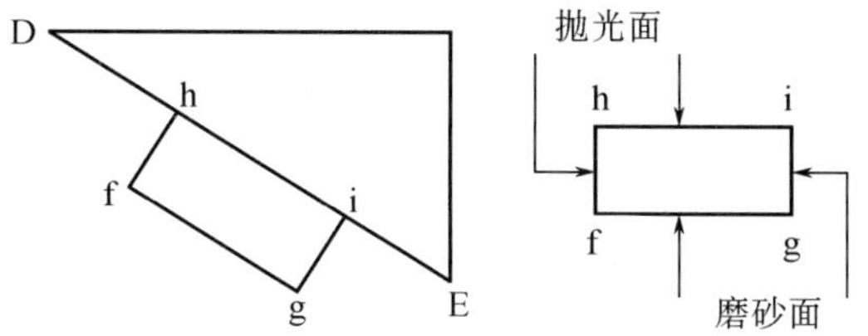


**图 11-6　标准玻璃块**

**2. 测定某液体的折射率**

（1）将进光棱镜和折光棱镜擦干净。

（2）滴 2～3 滴待测液体在进光棱镜的磨砂面上，并锁紧。（若溶液易挥发，在棱镜组侧面的一个小孔内加以补充）

（3）旋转手轮 2，在测量镜筒中将观察到黑白分界线在上下移动（若有彩色，则转动手轮 10 消除色散，使分界线黑白分明），至视场中黑白分界线与叉丝交点重合为止。

（4）在读数镜筒中，读出分划板中横线在右边刻度所指示的数据，即为待测液体的折射率 $n$，并记录。

（5）重复测量 3 次，求折射率的平均值。

（6）记录室温。

注：若需要测量在不同温度时液体的折射率，可将温度计旋入插座内，接上恒温器，并调节到所需的温度，待稳定后，按上述步骤进行测量。

**3. 测葡萄糖溶液的折射率 $n$ 和浓度 $c$，并做 $n$-$c$ 曲线**

实验步骤与“2. 测定某液体的折射率”同，换上不同浓度的葡萄糖溶液，测 8～10 组对应的 $n$、$c$ 值，然后以 $c$ 为横坐标、$n$ 为纵坐标，在坐标纸上做出葡萄糖溶液的 $n$-$c$ 关系曲线。

## [数据记录与处理]

1. 测定某液体的折射率。　　　　分度值：______　实验温度：$t=$______℃

| 次数 | $n_i$ | 平均值 $n'=\frac{1}{3}\sum_{i=1}^{3}n_i$ | 绝对误差 $\Delta n'_i=\lvert n'-n_i\rvert$ | 平均绝对误差 $\Delta n'=\frac{1}{3}\sum_{i=1}^{3}\Delta n'_i$ | 测量结果 $n'\pm\Delta n'$ |
|---|---|---|---|---|---|
| 1 | | | | | |
| 2 | | | | | |
| 3 | | | | | |

2. 测葡萄糖溶液的折射率及浓度，做 $n$-$c$ 曲线。

| 次数 | $n$ | $c$ |
| --- | --- | --- |
| 1 | | |
| 2 | | |
| 3 | | |
| 4 | | |
| 5 | | |
| 6 | | |
| 7 | | |
| 8 | | |
| 9 | | |

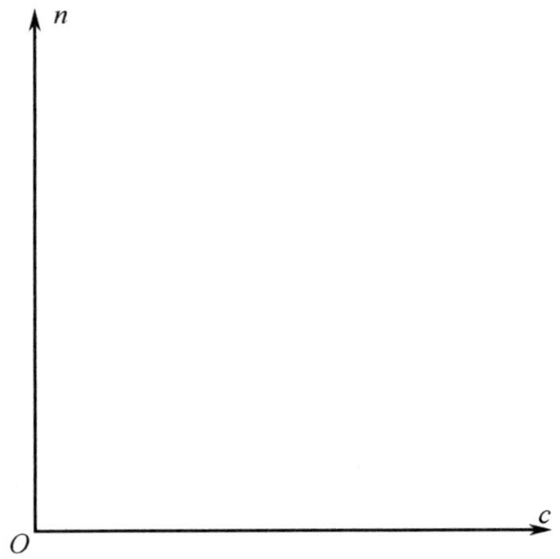


## [注意事项]

1. 阿贝棱镜质地较软，用滴管加液时，不能让滴管碰到棱镜面上，以免划伤。闭合棱镜时，应防止待测液层中存在气泡。

2. 实验前，应首先用蒸馏水或标准玻璃块来校正阿贝折射仪的读数。

3. 测固体折射率时，接触液溴代萘的用量要适当，不能涂得太多，否则待测玻璃或固体容易滑下、损坏。

4. 实验后，用清洁液（如乙醚、乙醇等易挥发的液体）擦洗棱镜并擦干，整理放妥。

## [思考题]

1. 能否用阿贝折射仪来测折射率大于折光棱镜折射率的液体？为什么？

2. 为什么用标准玻璃块校准时要滴一滴高折射率液体？

3. 在测量蒸馏水的折射率与温度实验曲线时，若水分蒸发完了，会出现什么现象？为什么？

# 实验十二 迈克耳逊干涉仪的使用

光的干涉是重要的光学现象之一，是光的波动性的重要实验依据。两列频率相同、振动方向相同和相位差恒定的相干光在空间相交区域将会发生相互加强或减弱现象，即光的干涉现象。可见光的波长虽然很短（$4\times10^{-7}\sim8\times10^{-7}$ m 之间），但干涉条纹的间距和条纹数却很容易用光学仪器测得。根据干涉条纹数目和间距的变化与光程差、波长等的关系式，可以推出微小长度变化（光波波长数量级）和微小角度变化等，因此干涉现象在照相技术、测量技术等领域有着广泛的应用。

相干光源的获取除用激光外，在实验室中一般是将同一光源采用分波阵面或分振幅两种方法获得，并使其在空间经不同路径会合后产生干涉。

迈克尔逊干涉仪是 1883 年美国物理学家迈克尔逊和莫雷合作，为研究“以太”漂移而设计制造出来的精密光学仪器。它是利用分振幅法产生双光束以实现干涉。在近代物理和近代计量技术中，如在光谱线精细结构的研究和用光波标定标准米尺等实验中都有着重要的应用。利用该仪器的原理，研制出多种专用干涉仪。

## [实验目的]

1. 了解迈克尔逊干涉仪的干涉原理和迈克尔逊干涉仪的结构，学习其调节方法。
2. 通过观察干涉条纹，掌握测量激光的波长。
3. 掌握测量钠双线的波长差。
4. 掌握用逐差法处理实验数据。

## [实验器材]

迈克尔逊干涉仪、钠灯、针孔屏、毛玻璃屏、激光源等。

## [实验原理]

**1. 迈克尔逊干涉仪** 图 12-1 是迈克尔逊干涉仪的光路示意图，图中 $M_1$ 和 $M_2$ 是在相互垂直的两臂上放置的两个平面反射镜，其中 $M_1$ 是固定的；$M_2$ 由精密丝杆控制，可沿臂轴前后移动，移动的距离由刻度转盘（由粗读、细读刻度盘组合而成）读出。在两臂轴线相交处，有一与两轴成 45°角的平行平面玻璃板 $G_1$，它的第二个平面上镀有半透（半反射）的银膜，以便将入射光分成振幅接近相等的反射光（1）和透射光（2），故 $G_1$

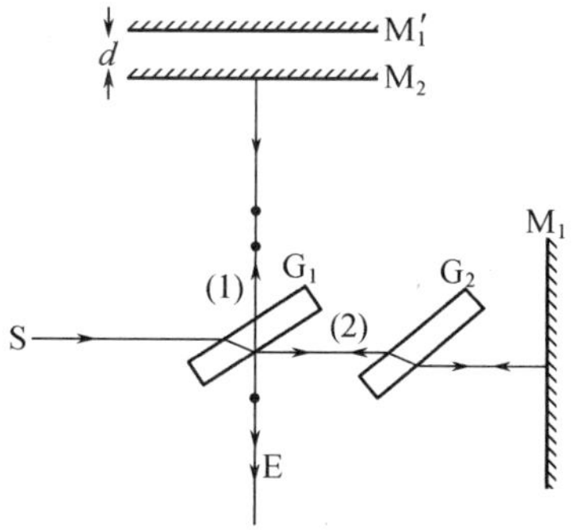


**图 12-1 迈克尔逊干涉仪光路示意图**

又称为分光板。$G_2$ 也是平行平面玻璃板，与 $G_1$ 平行放置，厚度和折射率均与 $G_1$ 相同。由于它补偿了光线（1）和（2）因穿越 $G_1$ 次数不同而产生的光程差，故称为补偿板。

从扩展光源 S 射来的光在 $G_1$ 处分成两部分，反射光（1）经 $G_1$ 反射后向着 $M_2$ 前进，透射光（2）透过 $G_1$ 向着 $M_1$ 前进，这两束光分别在 $M_2$、$M_1$ 上反射后逆着各自的入射方向返回，最后都到达 E 处。因为这两束光是相干光，因而在 E 处的观察者就能够看到干涉条纹。

由 $M_1$ 反射回来的光波在分光板 $G_1$ 的第二面上反射时，如同平面镜反射一样，使 $M_1$ 在 $M_2$ 附近形成 $M_1$ 的虚像 $M_1'$，因而光在迈克尔逊干涉仪中自 $M_2$ 和 $M_1$ 的反射相当于自 $M_2$ 和 $M_1'$的反射。由此可见，在迈克尔逊干涉仪中所产生的干涉与空气薄膜所产生的干涉是等效的。

当 $M_2$ 和 $M_1'$平行时（此时 $M_1$ 和 $M_2$ 互相垂直），将观察到环形的等倾干涉条纹。一般情况下，$M_1$ 和 $M_2$ 形成一空气劈尖，因此将观察到近似平行的干涉条纹（等厚干涉条纹）。

**2. 单色光波长的测定** 用波长为 $\lambda$ 的单色光照明时，迈克尔逊干涉仪所产生的环形等倾干涉条纹的位置取决于相干光束间的光程差，而由 $M_2$ 和 $M_1$ 反射的两列相干光波的光程差为

$$\Delta L = 2d\cos\theta \tag{12-1}$$

式中：$\theta$ 为反射光（1）在平面镜 $M_2$ 上的入射角。对于第 $K$ 级条纹，则有

$$2d\cos\theta = K\lambda \tag{12-2}$$

当 $M_2$ 和 $M_1'$的间距 $d$ 逐渐增大时，对任一级干涉条纹，例如 K 级，必定是以减少 $\cos\theta$ 的值来满足式 12-2 的，故该干涉条纹间距向 $\theta$ 变大的方向移动，即向外扩展。这时，观察者将看到条纹好像从中心向外“涌出”，且每当间距 $d$ 增加 $\lambda/2$ 时，就有一个条纹涌出。反之，当间距由大逐渐变小时，最靠近中心的条纹将一个一个地“陷入”中心，且每陷入一个条纹，间距的改变亦为 $\lambda/2$。

因此，当 $M_2$ 镜移动时，若有 $N$ 个条纹陷入中心，则表明 $M_2$ 相对于 $M_1'$移近了

$$\Delta d = N\frac{\lambda}{2} \tag{12-3}$$

反之，若有 $N$ 个条纹从中心涌出来时，则表明 $M_2$ 相对于 $M_1'$移远了同样的距离。如果精确地测出 $M_2$ 移动的距离 $\Delta d$，则可由式（12-3）计算出入射光波的波长。

**3. 测量钠光的双线波长差 $\Delta\lambda$** 钠光两条谱线的波长分别为 $\lambda_1 = 589.0\text{nm}$ 和 $\lambda_2 = 589.6\text{nm}$，移动 $M_2$，当两列光波（1）和（2）的光程差恰为 $\lambda_1$ 的整数倍，而同时又为 $\lambda_2$ 的半整数倍时，即

$$K_1\lambda_1 = \left(K_2 + \frac{1}{2}\right)\lambda_2$$

这时 $\lambda_1$ 光波生成亮环的地方，恰好是 $\lambda_2$ 光波生成暗环的地方。如果两列光波的强度相等，则在此处干涉条纹的视见度应为零（即条纹消失）。那么干涉场中相邻的两次视见度为零时，光程差的变化应为

$$\Delta L = K\lambda_1 = (K+1)\lambda_2 \quad (K\text{ 为一较大整数})$$

由此得

$$\lambda_1 - \lambda_2 = \frac{\lambda_2}{K} = \frac{\lambda_1\lambda_2}{\Delta L}$$

于是

$$\Delta\lambda = \lambda_1 - \lambda_2 = \frac{\lambda_1\lambda_2}{\Delta L} = \frac{\lambda^2}{\Delta L}$$

式中：$\lambda$ 为 $\lambda_1$、$\lambda_2$ 的平均波长。

对于视场中心来说，设 $M_2$ 镜在相继 2 次视见度为零时移动距离为 $\Delta d$，则光程差的变化 $\Delta L$ 应等于 $2\Delta d$，所以

$$\Delta\lambda = \frac{\lambda^2}{2\Delta d} \tag{12-4}$$

对钠光 $\lambda$＝589.3nm，如果测出在相继 2 次视见度最小时，$M_2$ 镜移动的距离 $\Delta d$，就可以由式（12-4）求得钠光 D 双线的波长差。

**4. 点光源的非定域干涉现象**　激光器发出的光经凸透镜 L 后会聚 S 点。S 点可看作一点光源，经 $G_1$（$G_1$ 未画）、$M_1$、$M_2'$的反射，也等效于沿轴向分布的 2 个虚光源 $S_1'$、$S_2'$所产生的干涉。因 $S_1'$、$S_2'$发出的球面波在相遇空间处处相干，所以观察屏 E 放在不同位置上，可看到不同形状的干涉条纹，故称为非定域干涉。当 E 垂直于轴线时（图 12-2），调整 $M_1$ 和 $M_2'$的方位也可观察到等倾、等厚干涉条纹，其干涉条纹的形成和特点与用钠光照明情况相同，此处不再赘述。

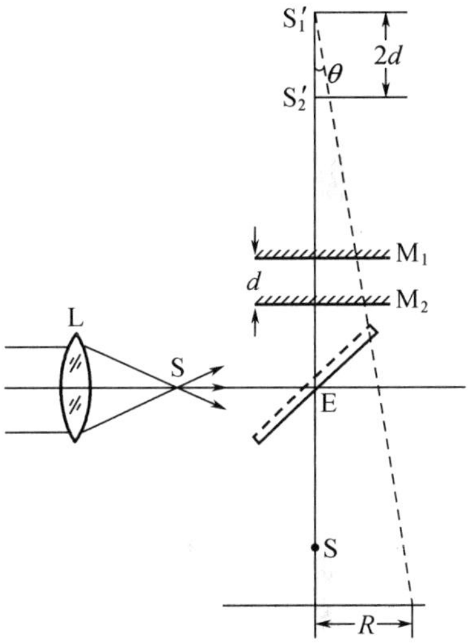


**图 12-2　点光源非定域干涉**

## ［实验步骤］

**1. 测量氦氖激光的波长**

（1）练习迈克尔逊干涉仪的手轮操作和读数，连续同一方向转动微调手轮，仔细观察屏上的干涉条纹“涌出”或“陷入”现象。观察干涉条纹“涌出”或“陷入”个数、速度与调节微调手轮的关系。

（2）经上述调节后，读出动镜 $M_2$ 所在的相对位置，此为“0”位置，然后沿同一方向转动微调手轮，仔细观察屏上的干涉条纹“涌出”或“陷入”的个数。每隔 100 个条纹，记录一次动镜 $M_2$ 的位置。共记 500 个条纹，读 6 个位置的读数，填入表12-1中。

（3）由式（12-3）计算出氦氖激光的波长。取其平均值 $\bar{\lambda}$ 与公认值（632.8nm）比较。

**2. 观察等厚干涉和白光干涉条纹**

（1）在等倾干涉基础上，移动 $M_2$ 镜，使干涉环由细密变粗疏，直到整个视场条纹变成等轴双曲线形状时，说明 $M_2$ 与 $M_1'$接近重合。细心调节拉簧螺丝，使 $M_2$ 与 $M_1'$有一很小夹角，视场中便出现等厚干涉条纹，观察和记录条纹的形状、特点。

(2) 用白炽灯照明毛玻璃（钠光灯不熄灭），细心缓慢地旋转微动手轮，$M_2$ 与 $M_1'$ 达到“零程”时，在 $M_2$ 与 $M_1'$ 的交线附近就会出现彩色条纹。此时可挡住钠光，再极小心地旋转微调手轮找到中央条纹，记录观察到的条纹形状和颜色分布。

**3. 测定钠光 D 双线的波长差**

(1) 以钠光为光源调出等倾干涉条纹。

(2) 移动 $M_2$ 镜，使视场中心的视见度最小，记录 $M_2$ 镜的位置；沿原方向继续移动 $M_2$ 镜，使视场中心的视见度由最小到最大直至又为最小，再记录 $M_2$ 镜位置，连续测出 6 个视见度最小时 $M_2$ 镜位置，将数据填入表 12-2 中。

(3) 用逐差法求 $\Delta d$ 的平均值，计算 D 双线的波长差。

## [数据记录与处理]

**1. 测量氦氖激光的波长**

**表 12-1　氦氖激光波长的测定**

| 次数 | $N$ | $d_0$ (mm) | $d_{100}$ (mm) | $\Delta d = d_{100} - d_0$ (mm) | $\lambda_i$ (nm) |
|---|---|---|---|---|---|
| 1 | 100 | | | | |
| 2 | 100 | | | | |
| 3 | 100 | | | | |
| 4 | 100 | | | | |
| 5 | 100 | | | | |

激光光源的光波波长公认值 $\lambda_0 = 632.8\text{nm}$

$$\bar{\lambda} = \frac{\sum_{i=1}^{n} \lambda_i}{n}$$

相对误差

$$E = \frac{|\bar{\lambda} - \lambda_0|}{\lambda_0} \times 100\%$$

**2. 观察等厚干涉和白光干涉条纹**

(1) 等厚干涉条纹的形状、特点。

(2) 白光干涉条纹形状和颜色分布特点。

**3. 测定钠光 D 双线的波长差**

**表 12-2　钠光 D 双线的波长差的测定**

| 次数 | $d_i$ (mn) | $\Delta d_i = d_{i+1} - d_i$ (mm) | $\Delta\lambda_i$ (nm) |
|---|---|---|---|
| 1 | | | |
| 2 | | | |
| 3 | | | |
| 4 | | | |
| 5 | | | |
| 6 | | | |

钠光D双线的波长差$\overline{\Delta\lambda}$＝

平均绝对误差＝

**表 12-3 实验参考数据——测定钠双线的波长差**

| 次数 | $d_i$（mm） | $d_x=d_{i+1}-d_i$ | $d_x$ 的校准值 |
|---|---|---|---|
| 1 | 33.63807 | 0.29030 | |
| 2 | 33.92756 | 0.28949 | |
| 3 | 34.21960 | 0.29204 | 0.29107－0.29107× |
| 4 | 34.50268 | 0.28309 | 0.0024＝0.29037mm |
| 5 | 34.79210 | 0.28942 | |
| 6 | 35.09341 | 0.30131 | |

$\overline{d_x}$＝0.29107mm

## [注意事项]

1. 测量过程中要匀速旋转微动手轮，不可太快，否则条纹变化很快，容易出现变化次数漏记现象，造成较大的测量误差。

2. 注意消除读数机构中螺纹空程带来的读数误差，提高测量精度。

3. 迈克尔逊干涉仪系精密光学仪器，使用时应注意防尘、防震；不能触摸光学元件光学表面；不要对着仪器说话、咳嗽等；测量时动作要轻、要缓，尽量使身体部位离开实验台面，以防震动。

## [思考题]

1. 调节迈克尔逊干涉仪时看到的亮点为什么是两排而不是两个？两排亮点是怎样形成的？

2. 实验中毛玻璃起什么作用？为什么观察钠光等倾干涉条纹时要用通过毛玻璃的光束照明？

3. 调节钠光的干涉条纹时，如已使针孔屏上的主光点重合，但条纹并未出现，试分析原因。

4. 利用钠光的等倾干涉现象测钠光D双线的平均波长和波长差时，应将等倾条纹调到何种状态，测量时应注意哪些问题？

# 实验十三　用旋光计测量液体的浓度

## [实验目的]

1. 了解旋光计的原理及构造。
2. 观察旋光性药物的旋光现象。
3. 掌握用旋光计测量旋光性物质溶液浓度的方法。

## [实验器材]

旋光计、待测溶液（蒸馏水、葡萄糖、维生素 C、左旋多巴）、温度计等。

## [仪器描述]

旋光计的种类较多，但其原理与结构基本相同，下面以半荫板式旋光计为例来进行说明，它的构造示意图如图 13-1 所示。从钠光灯光源 1 射出的光线通过会聚透镜 2 和滤色片 3 成为单色平行光，起偏镜 4 把单色光变成有某一振动方向的偏振光，经过半荫板 5 和待测液 6 后到达检偏镜 7，再经望远镜物镜 8，由望远镜目镜 9 观察从检偏镜射出的光线，可同时转动 7、9 部件，最后在刻度盘 10 上读出转动角度。

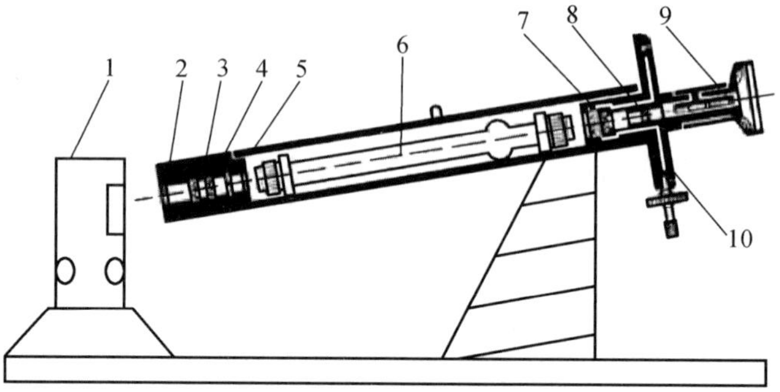


**图 13-1　旋光计构造示意图**

为了消除仪器带来的读数偏心差，该仪器采用双游标读数。当左右两游标读数分别为 $A$ 与 $B$ 时，应取平均值，即 $\phi=\frac{1}{2}(A+B)$。游标的精度为 0.05°，游标窗的前方装有两块放大镜，用来观察读数的刻度。

半荫板或三荫板的作用，是使望远镜里能观察到分度视场，以克服单片视场判定最暗位置较困难的弱点，能较准确地测定旋光度。半荫板是一个半圆形的玻璃片与半圆形石英片胶合而成的透光片，如图 13-2 所示。由于石英的旋光作用，使通过两个半圆片的偏振光的振动方向形成一个角度 $\beta$，因此目镜中看到的视场，按照光强度的差异分为两部分。在放入旋光性物质的前后，分别转动检偏镜，找到两边光强度相等（视野中将看到左右两半部分暗度相同而使分界消失）时的位置，记下分度盘上的读数。两次读数之差就是该旋光物质的旋光度。

所谓三荫板，是把石英晶片做成条状，位于三荫板的中间，如图 13-3 所示，以条状部分与左右两部分之间的界限消失、视场较昏暗时的检偏镜的位置作为判别标准。

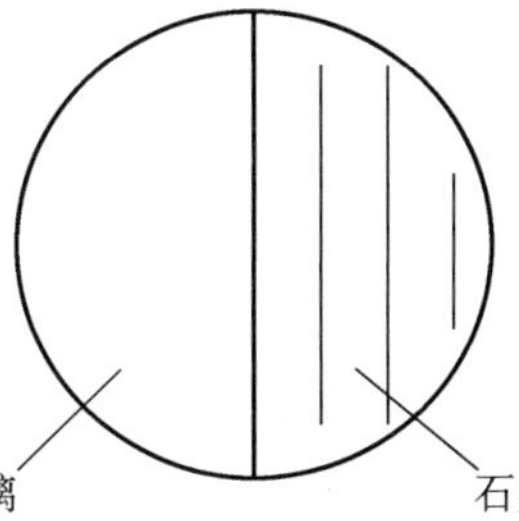


**表 13-2　半荫板**

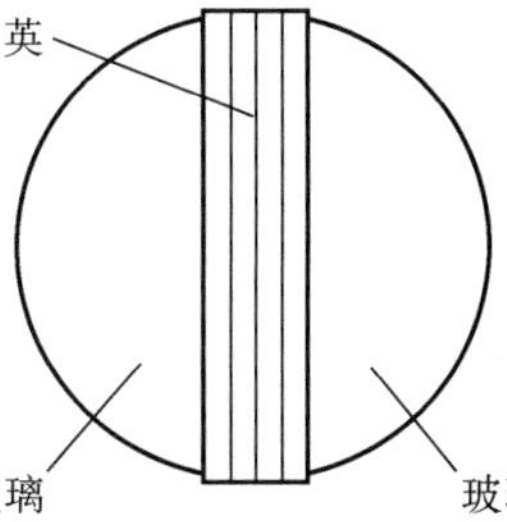


**图 13-3　三荫板**

## [实验原理]

当线偏振光通过某种透明物质时，偏振光的振动面会发生旋转的现象称为旋光现象，这种能使偏振光振动面旋转的物质叫旋光物质。石英晶体、松节油、各种糖类及酒石酸都是旋光物质。

在观察者对着光源观察的情况下，使偏振光的振动面沿顺时针方向旋转的物质称为右旋物质；使振动面沿逆时针方向旋转的物质称为左旋物质。振动面旋转的角度，在给定波长的情况下，对固体来说，与旋光物质的厚度成正比；而对液体来说，不仅与厚度有关，还与旋光物质的溶液浓度成正比，用下式表示

$$\phi = [\alpha]_{\lambda}^{t} CL \tag{13-1}$$

式（13-1）中 $\phi$ 表示偏振光振动面旋转的角度，称为旋光度，它的单位为度；$C$ 表示溶液的浓度，单位为 g/mL；$L$ 表示光通过的溶液厚度，单位为 dm。比例常数 $\alpha$ 称为该旋光物质的旋光率，又称为比旋度。$\alpha$ 的上下标 $t$ 和 $\lambda$ 分别表示实验时的温度和所用光源的波长，如用钠光源就记为 D，即 $[\alpha]_{D}^{t}$。

若已知旋光物质在测量温度时的旋光率，测得旋光度后，根据式（13-1）就可以计算溶液的浓度。如果溶液的浓度已知，则能计算出物质在某一温度下的旋光率 $[\alpha]_{D}^{t}$。由化学知识可知，分子结构的不对称是造成这种物质具有旋光性的原因。因此，我们可以通过对旋光现象的观察，来鉴定旋光性溶质的性质，研究物质的分子结构及结晶形状。物质的旋光性是和它的生理活性密切相关的。例如，某些药物中具有左旋特性的成分是对生物有效的，而具有右旋特性的成分可能是完全无效的。又如某些物质用特定的溶剂配制时，为左旋；以另一种溶剂配制时又表现为右旋。因此，对旋光现象的观察，还能帮助我们分析药物的作用机制，以及研究怎样通过合理的溶质、溶剂的配制来提高药物的疗效，这在药物分析及制剂中经常要用到。

旋光计的构造原理如图 13-4 所示，它主要由固定不动的起偏器 A 和能转动的检偏器 B 组合而成。在 A 与 B 之间未放入旋光性物质时，先将 A、B 主截面相互垂直，根据马吕斯定律，此时通过两偏振片后的光强为最小，在检偏器 B 后面观察到的视场是暗的。当在 A 与 B 之间放入某种旋光性物质时，由于旋光性物质的作用使偏振光的振动方向旋转一个角度 $\phi$，那么在 B 后面观察到的视场变得亮了一些。若把 B 转过一个同样的角度 $\phi$ 时，视场又恢复到黑暗。所以，读出检偏器旋过的角度数就可得到物质的旋光度。

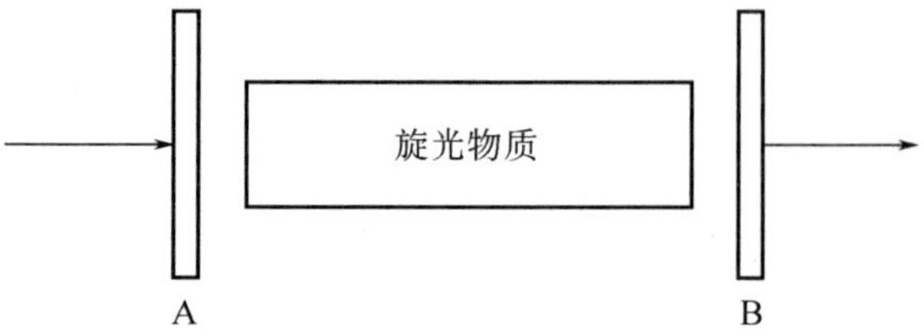

**图 13-4　旋光计的构造原理**

## [实验步骤]

1. 首先用蒸馏水校正仪器的零点。打开光源几分钟后，调整目镜聚焦，使视场清晰，将装满蒸馏水的测试管置于测试管架上，旋转检偏镜使三部分（三荫板式旋光计）视野暗度相等，记下分度盘读数，重复测量 5 次取平均值，此平均值即为零点，并做好记录。

2. 观察维生素 C、左旋多巴等药物的旋光性（定性）。将已装好的维生素 C、左旋多巴溶液的测试管先后置于测试管架上观察它们的旋光性，并注意它们的旋转方向，确定待测物质是左旋或是右旋。

3. 测定已知浓度葡萄糖溶液的旋光率。把装有浓度为 5%的葡萄糖溶液的测试管放到测试管架内，旋转检偏镜使视场内三部分（三荫板式旋光计）一样暗时，记下刻度盘上的读数，重复 5 次取平均值，校正零点的读数后得到实际旋光度的读数 $\phi$，由式(13-1)求出葡萄糖的旋光率，并与标准值进行比较，计算绝对误差和相对误差。

4. 测定葡萄糖溶液的浓度。用未知浓度的葡萄糖溶液，按上述方法测出旋光度 $\phi$，应用步骤 3 中所求得的旋光率，计算未知溶液含糖百分比，并记下实验温度。

## [数据记录与处理]

仪器的零点平均值 $\phi=$　　　　　　　　实验温度 $T=$

未知溶液的浓度 $C_0=$　　　　　　　　葡萄糖溶液的 $[\alpha]_D^t=$

**表 13-1　测定葡萄糖溶液旋光度数据记录表**

| 测量次数＼旋光度 | | $\Phi_0$（零点） | $\Phi_1$（已知溶液） | $\Phi_2$（未知溶液） |
|---|---|---|---|---|
| 1 | 左边读数 | | | |
| | 右边读数 | | | |
| 2 | 左边读数 | | | |
| | 右边读数 | | | |

续表

| 旋光度 / 测量次数 | | $\Phi_0$（零点） | $\Phi_1$（已知溶液） | $\Phi_2$（未知溶液） |
|---|---|---|---|---|
| 3 | 左边读数 | | | |
| | 右边读数 | | | |
| 4 | 左边读数 | | | |
| | 右边读数 | | | |
| 5 | 左边读数 | | | |
| | 右边读数 | | | |
| 6 | 左边读数 | | | |
| | 右边读数 | | | |
| 平均读数 | | | | |

实验结果：

平均相对误差：

## [注意事项]

1. 用蒸馏水仔细校正仪器的零点，掌握零点正负与读数的加减关系。

2. 仪器连续使用不宜超过 4 小时，以免灯管温度太高、亮度下降，影响仪器使用寿命。

## [补充说明]

左旋多巴旋光率的测定：取本品约 0.5g，置于 50mL 量瓶中，加浓度为 0.5mol/L 的盐酸 10mL，振摇使其溶解，加入经滤过的硫酸铝溶液（22.7g/100mL）10mL，再加入醋酸钠溶液（21.8g/100mL）20mL，加蒸馏水稀释至 50mL，摇匀。在 25℃时测定，其旋光率为−38.8°～−41.2°。

## [思考题]

1. 什么是光的偏振现象？什么是物质的旋光现象？

2. 旋光计中半荫板（或三荫板）起什么作用？左右两半部分（或左中右三部分）暗度相同时，检偏器的方位如何？

3. 在装溶液于测试管中时，为何不允许有气泡？

4. 在实验步骤 3 中，$[\alpha]_D^t$ 的测量结果的误差来源主要有哪些？

# 实验十四 分光计的使用

## [实验目的]

1. 了解分光计的构造、原理、调节和使用方法。

2. 掌握用分光计测光波波长、光栅常数和光谱的方法，以及掌握光栅、棱镜、汞灯和钠灯的使用方法。

## [实验器材]

分光计（JJY 型）、汞灯、光栅、三棱镜、平面镜等。

## [仪器描述]

JJY 型分光计是一种分光测角光学仪器，在利用光的反射、折射、干涉、衍射和偏振原理的各项实验中作角度测量。可测量棱镜的棱角、折射率、光栅常数、光波波长和光谱，利用光学透镜可作衍射、偏振等实验。各种光谱仪、分光光度计和单色仪等光学仪器的基本结构也是以其为基础的，因此，分光计是光学实验中的基本仪器之一。

分光计主要由底座、望远镜、平行光管、载物台、刻度盘五部分组成，如图 14-1 所示。

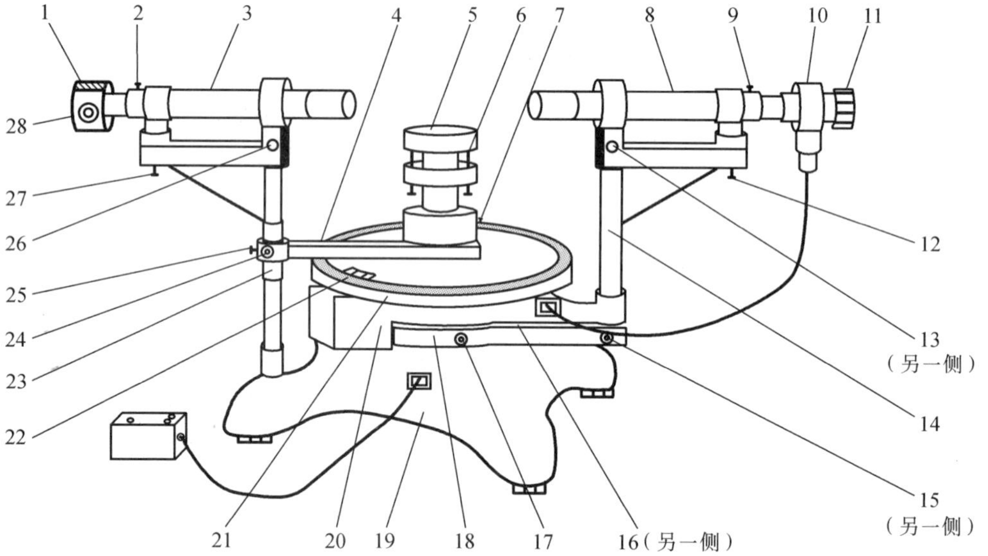


**图 14-1 分光计外形图**

1. 平行光管狭缝装置 2. 狭缝装置锁紧螺丝 3. 平行光管镜筒 4. 游标盘制动架 5. 载物台 6. 载物台调平螺丝 7. 载物台锁紧螺丝 8. 望远镜筒 9. 目镜筒锁紧螺丝 10. 阿贝式自准直目镜 11. 目镜视度调节手轮 12. 望远镜光轴俯仰角调节螺钉 13. 望远镜光轴水平方位调节螺钉 14. 支持臂 15. 望远镜方位角微调螺钉 16. 望远镜锁紧螺钉 17. 望远镜转座与刻度盘锁紧螺钉 18. 望远镜制动架 19. 底座 20. 望远镜转座 21. 主刻度盘 22. 游标内盘 23. 立柱 24. 游标盘微调螺丝 25. 游标盘锁紧螺钉 26. 平行光管光轴水平方位调节螺钉 27. 平行光管光轴俯仰角调节螺钉 28. 狭缝宽度调节手轮

1. 底座的中央固定一圆柱形中心竖轴，称为主轴，望远镜和刻度盘可绕主轴转动。

2. 平行光管用以产生平行光束，由消色差物镜、镜筒和可调狭缝组成。狭缝的调节范围为 0～2mm，并可沿镜筒伸缩转动。平行光管安装在底座的固定立柱上，平行光管的水平和高低位置可由立柱上的螺丝微调，如图 14-2 所示。

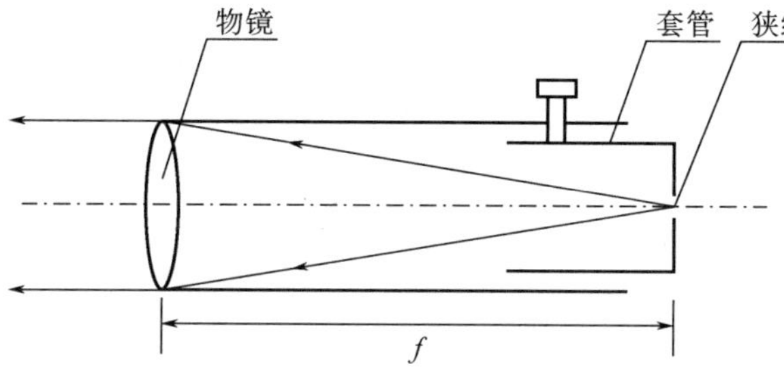


**图 14-2 平行光管示意图**

3. 阿贝式自准直望远镜由阿贝式自准直目镜、消色差物镜和镜筒组成，用以观察图像和确定光线方位，如图 14-3 所示。望远镜安装在转动支臂上，可绕主轴旋转，望远镜光轴高低和水平位置可由支臂上的螺丝微调。

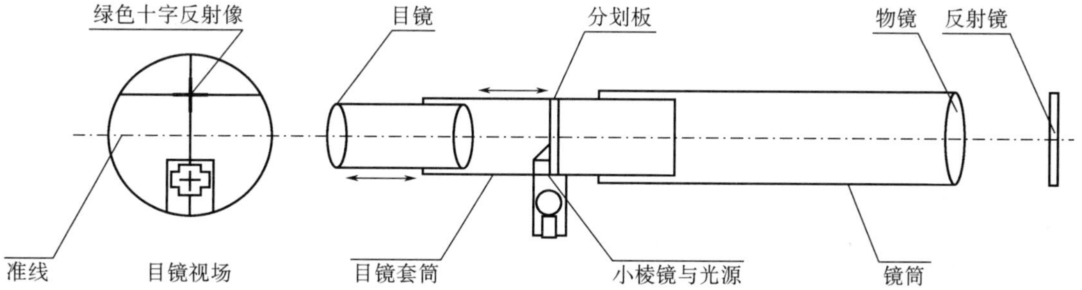


**图 14-3 自准直望远镜示意图**

阿贝目镜可沿目镜套筒移动或转动以调目镜焦距。套筒可沿镜筒移动或转动，以调节物镜焦距。目镜套筒侧面开有一小孔，小孔旁装有一小灯泡，它发出的光经 45°小棱镜全反射后照亮目镜套筒内分划板上绿色小十字窗并沿望远镜筒向外传播。

4. 载物台用以放置透镜等光学器件，可绕主轴转动，也可升高或降低，载物台有三个调平螺丝可使之与主轴垂直。

5. 刻度盘和游标内盘可绕主轴旋转，刻度盘上刻有 720 等分的刻线，每一格值为 0.5 度（30 分），在刻度直径方向上对称设有两个角游标读数装置，测量时通过放大镜读出两个读数值，然后取平均值，这样可消除刻度盘与主轴偏心引起的读差。

读数方法与游标卡尺相似，以角游标零线为准读出刻度盘上的度值，再从游标上与刻度盘上刚好重合的刻线处读出分值，如果游标零线在半度刻线之外，则读数应加上 30 分。

## [实验原理]

分光计的调整关键是调好望远镜，其他的调整皆以望远镜为基准，应达到以下要求：①平行光管发出平行光；②望远镜对平行光聚焦；③望远镜、平行光管的光轴及载物台垂直于分光计主轴。

**1. 目镜的调焦** 目的是使眼睛通过目镜能清楚地看到图 14-4 目镜中分划板上的刻线。调焦方法是把目镜调焦手轮沿光轴旋进或旋出，直到从目镜中看到分划板刻线成像清晰为止。

**2. 望远镜的调焦** 望远镜调焦的目的是将目镜分划板上的十字线调整到物镜的焦平面上，也就是对无穷远调焦，其方法如下。

（1）接上灯源，将目镜灯源插头与变压器插座相接，将目镜照明。

（2）将平面镜放到载物台上，平面镜要沿载物台直径方向并过其中一个调节螺丝放置，如图 14-5 所示。

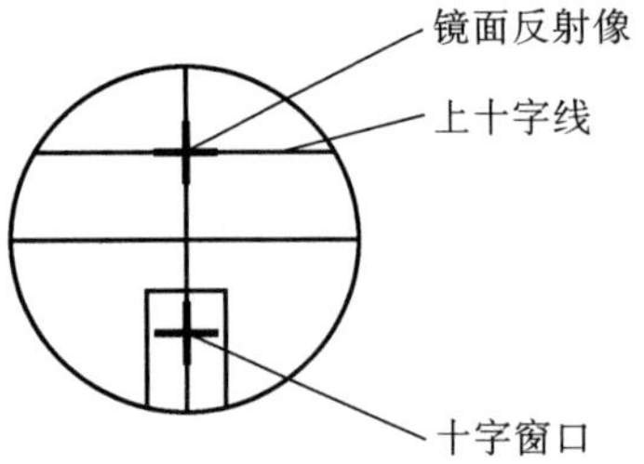


**图 14-4 目镜中看到的分划板**

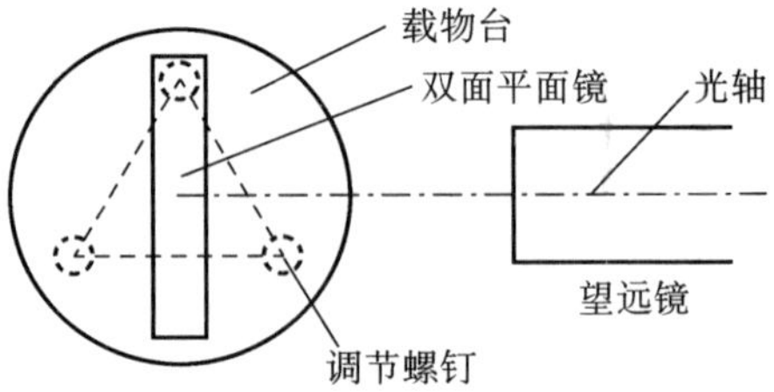


**图 14-5 载物台上双面镜的俯视图**

（3）粗调望远镜光轴使之水平，通过调整载物台调平螺丝并转动载物台，使平面镜和望远镜光轴垂直，且望远镜的反射像和望远镜在同一直线上。

（4）目镜中观察，此时可看到一亮斑，前后移动目镜套筒，对望远镜物镜调焦，使绿色亮十字线成像清晰，然后利用载物台上的调平螺丝和载物台微调机构，把绿亮十字线调节到与分划板上方的十字线重合，往复移动目镜，使绿亮十字线和十字无视差重合。

**3. 调整望远镜光轴垂直于仪器主轴** 当镜面与望远镜光轴垂直时，它的反射像应落在目镜分划板上与下方十字窗对称的上十字线中心，如图 14-4 所示。平行镜绕轴转 180°后，如果另一镜面的反射像也落在此处，这表明镜面平行于仪器主轴。当然，此时与镜面垂直的望远镜光轴也垂直于仪器主轴。

在调整过程中出现的某些现象是何原因？调整什么？应如何调整，这是要分析清楚的。例如，是调载物台？还是调望远镜？下面简述之。

（1）载物台倾角没调好的表现及调整 假设望远镜光轴已垂直于仪器主轴，但载物台倾角没调好，如图 14-6 所示。平面镜 A 面反射光偏上，载物台转 180°后，B 面反射光偏下。在目镜中看到的现象是 A 面反射像在 B 面反射像的上方。显然，调整方法是把 B 面像（或 A 面像）向上（或向下）调到两像点距离的一半使镜面 A 和 B 的像落在分划板上同一高度。

（2）望远镜光轴没调好的表现及调整 假设载物台已调好，但望远镜光轴不垂直仪器主轴，如图 14-7 所示。在图 14-7（a）中，无论平面镜 A 面还是 B 面，反射光都偏上，反射像落在分划板上十字线的上方。在图 14-7（b）中，镜面反射光都偏下，反射像都落在上十字线的下方。显然，调整方法是只要调整望远镜仰角调节螺丝 12，把线调到上十字线上即可，如图 14-7（c）所示。

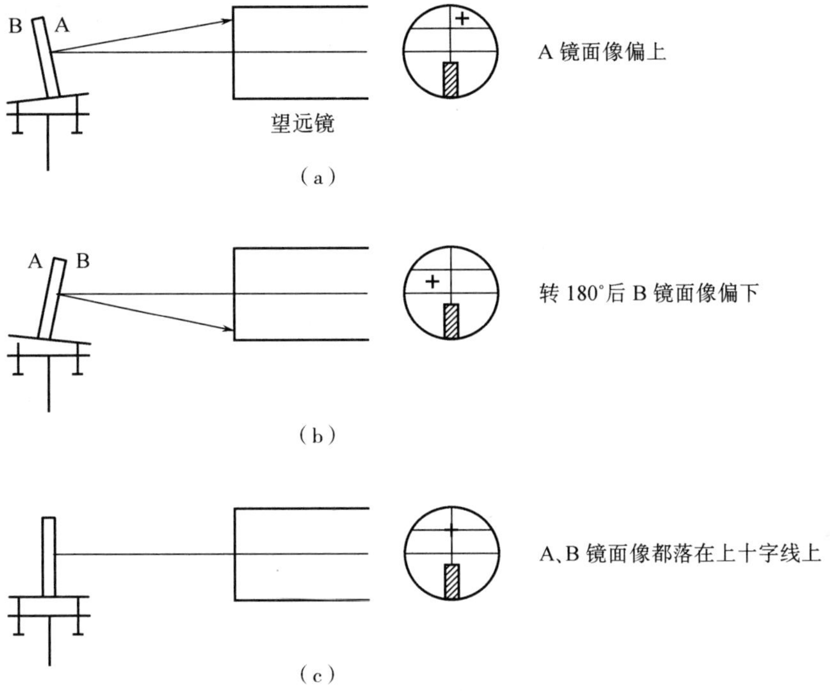


**图 14-6　载物台倾角调整原理**

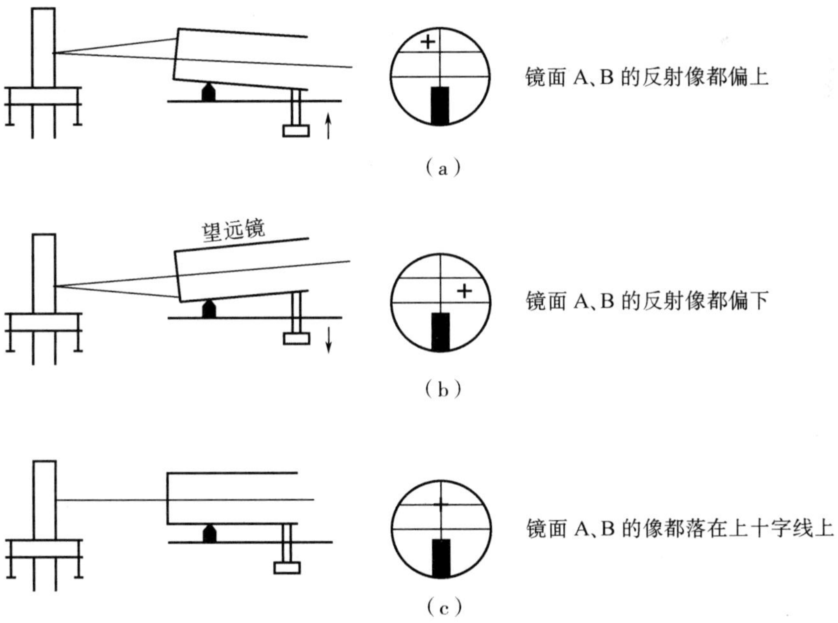


**图 14-7　望远镜光轴的调整**

（3）载物台和望远镜光轴调整方法　载物台和望远镜光轴都没调好的表现是两镜面反射像一上一下。先调载物台螺丝，使两镜面反射像像点等高（但像点没落在上十字线上），再把像调到上十字线上，如图 14-7（c）所示。

**4. 调整平行光管发出平行光并垂直于仪器主轴**　将被照明的狭缝调到平行光管物镜焦平面上，物镜将出射平行光。

调整方法是：取下平面镜和目镜照明光源，狭缝对准前方水银灯光源，使望远镜转向平行光管方向，在目镜中观察狭缝像，沿轴向移动狭缝筒，直到像清晰。这表明光管已发出平行光，为什么？

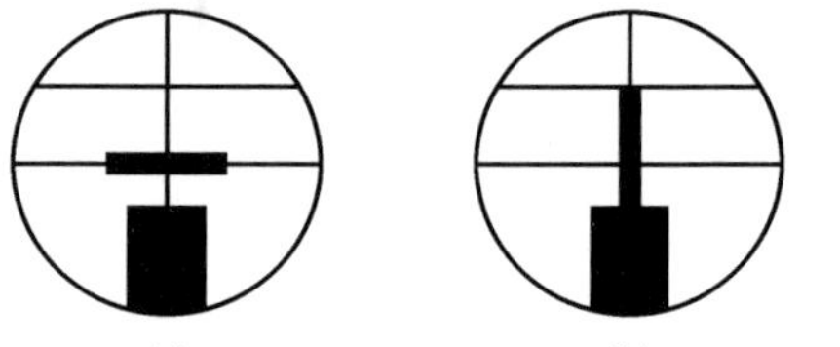


**图 14-8　平行光管光轴与望远镜光轴共轴**

再将狭缝转为横向，调螺钉 25，将像调到中心横线上，如图 14-8（a）所示。这表明平行光管光轴已与望远镜光轴共线，所以也垂直于仪器主轴。螺钉 25 不能再动。（为什么？）

再将狭缝调成垂直，锁紧螺钉，如图 14-8（b）所示。

## ［实验步骤］

**1. 分光计测光栅常数**

（1）按分光计的调节要求和调节方法调好分光计，即将目镜、望远镜、平行光管的焦距调好，且使望远镜、平行光管的光轴及载物台均与主轴垂直。

（2）调整望远镜与平行光管同光轴，以望远镜光轴为基准，通过调节平行光管调倾螺丝使平行光管的狭缝与望远镜分划板的纵轴重合且被其均分，然后再适当调节缝宽。

（3）取下平面镜，换上光栅，压紧簧片，再用光栅平面做反射面，如前法调节光栅平面与望远镜光轴垂直。注意因望远镜已调好，保持和平行光管同光轴，不能再动。只有通过调整载物台下的螺丝和转动载物台完成调节。

（4）点亮钠灯，照亮平行光管的狭缝，待钠灯预热稳定后即可观察测量。因望远镜和平行光管同光轴，这时观察到的亮纹是钠光的零级条纹，记下零级亮纹的角的位置，作为计算角度的起点。注意两边游标均做记录。

（5）缓缓左旋（或右旋）望远镜，依次观察各级亮纹，并逐一记录角度。

（6）测定光栅常数，根据上面的观察和记录算出相应级次的衍射角 $\theta$。由光栅方程公式得

$$d\sin\theta=\pm k\lambda \tag{14-1}$$

即可算出光栅常数 $d$（$k=\pm1$，$\lambda_{\mathrm{Na}}=589.3\mathrm{nm}$）。

**2. 用分光计测光谱**

（1）计算出所用光栅常数后，将望远镜返回钠灯的零级亮纹处，保持不动。关断钠灯，待冷却后换上汞灯并点亮。

（2）这时望远镜观察到的即是汞灯的零级亮纹，记下角度位置。再转动望远镜，依次观察各级次亮纹，一一记录角度位置。

（3）因汞灯为复合光，由光栅方程知，对给定光栅常数的光栅，只有在 $k=0$ 即 $\theta=0$时，该复合光所包含的各种波长的中央主极大都重合，形成明亮的中央亮纹；对 $k$ 的其他值，各种波长的主极大都不重合。不同波长的细锐亮线出现在衍射角不同的方位，由此而形成的光谱成为光栅光谱。级次 $k$ 相同的各种波长的亮纹在零级亮纹的两边按短波到长波的次序对称排列形成光谱，$k=1$ 为一级光谱，$k=2$ 为二级光谱……各种波长的亮纹称为光谱线。图 14-9 即为低压汞灯的衍射光栅光谱示意图。

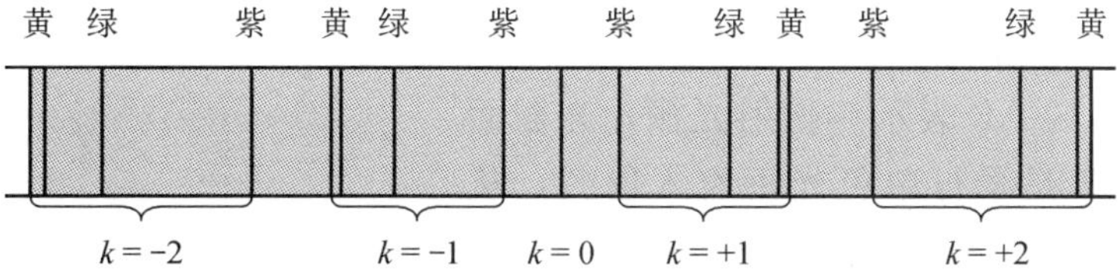


**图 14-9　低压汞灯衍射光栅光谱示意图**

（4）用三棱镜替代光栅，并用簧片压紧，仔细调整棱镜的入射角，即可在另一个棱面观察到汞灯的棱镜光谱，即由长波光色到短波光色依次排列的顺序。

## [数据记录与处理]

将所测的汞灯光栅光谱依波长顺序和光色顺序分别排出。

将所测的汞灯的棱镜光谱依光色顺序列表排出。

## [注意事项]

1. 不得用手触摸光学仪器和光学元件的光学表面，取放光学元件时要小心，只允许接触基座或非光学表面。三棱镜、平面镜等用完后随即放入盒内，用时再取出，以免打碎。

2. 注意不要频繁开、关汞灯。

3. 狭缝宽度 1mm 左右为宜，宽了测量误差大，窄了光通量小。狭缝易损坏，尽量少调，调节时要边看边调，动作要轻，切忌两缝太近。

4. 光学仪器螺钉的调节动作要轻柔，锁紧螺钉时不可用力过大，以免损坏器件。

## [思考题]

1. 公式 $d\sin\theta=\pm k\lambda$ 成立的条件是什么？如何实现？

2. 测量前必须使望远镜既能垂直于 A 面又能垂直于 B 面。实验中如何知道是否已达到该要求？

# 附　用激光测定光栅常数

## [实验目的]

1. 观察光波的各种干涉现象，以及光波的圆孔衍射和单缝衍射现象。

2. 掌握利用激光测定衍射光栅的光栅常数。

## [实验器材]

激光实验仪（用于演示光的干涉和衍射现象）、衍射光栅、光栅支架、光具座、氦-氖激光器及直尺、白纸条等。

## [实验原理]

**1. 光波的干涉和衍射条纹的形成原理** 略。

**2. 测光栅常数的原理** 衍射光栅是由许多等宽等间隔的平行狭缝所组成的光学元件，它是用金刚石在一块磨光的玻璃平板上刻上许多相互平行等距的刻痕而制成的。衍射光栅有复制品，复制的衍射光栅是由明胶印制的，为避免碰坏，胶片做好后通常把它夹在两块平面玻璃之间。

图 14-10 中的 AB 表示一衍射光栅，光栅面与纸面垂直；BP 是平行单色光垂直入射时，从光栅狭缝发出的衍射光，其衍射角为 $\theta$；作线段 AC 垂直于 BP，交 BP 于 C。BC 就是从相邻两缝 A 与 B 分别发出的衍射角为 $\theta$ 的衍射光的光程差。因为∠BAC 等于 $\theta$，所以该光程差为

$$BC = d \cdot \sin\theta \qquad (14-2)$$

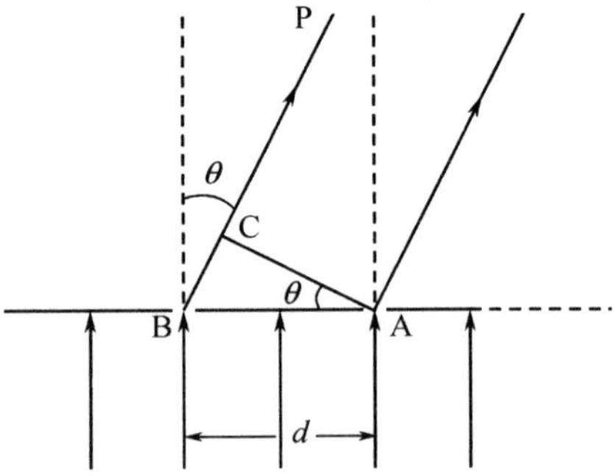


**图 14-10 原理图**

此处 $d$ 是光栅上两相邻狭缝中心间的距离，称为光栅常数。当光程差等于波长的整数倍时，即

$$BC = \pm n\lambda \qquad (14-3)$$

从各狭缝发出的衍射光都以相同的相位前进，因而互相加强。于是将式（14-3）代入式（14-2），可得

$$\sin\theta_n = \pm n \cdot \frac{\lambda}{d} \qquad (14-4)$$

上式称为光栅公式。式中：$n$ 取 0，1，2…，称为明条纹的级。当 $n=0$ 时，$\theta_n=0$，对应的是最亮的零级明条纹；$n=1$ 时，对应的是第一级明条纹，其余依此类推。

在实验中，如果光栅常数 $d$ 已知，那么只要测出 $\theta$ 的值，光波波长 $\lambda$ 就可以根据式（14-4）推算出来。同样，若光波波长 $\lambda$ 已知，也可通过测定 $\theta$ 的值得出光栅常数 $d$。

## [实验步骤]

1. 观察光波的干涉、衍射和偏振现象。

2. 测定光栅常数

（1）如图 14-11 所示，调节光栅与白纸条（屏幕）之间的距离为 0.6m 左右，从氦-氖激光器发射出来的激光是一束很小的平行光束，它的波长为 632.8nm。让激光束垂直照射光栅发生衍射，在屏幕上可以观察到衍射图样，中央亮线为零级像 $P_0$，两旁依次往外的亮线为一级像 $P_1$、$P_1'$，二级像 $P_2$、$P_2'$……和 $n$ 级像 $P_n$、$P_n'$ 等（左右对称）。各级像的亮度依次递减。

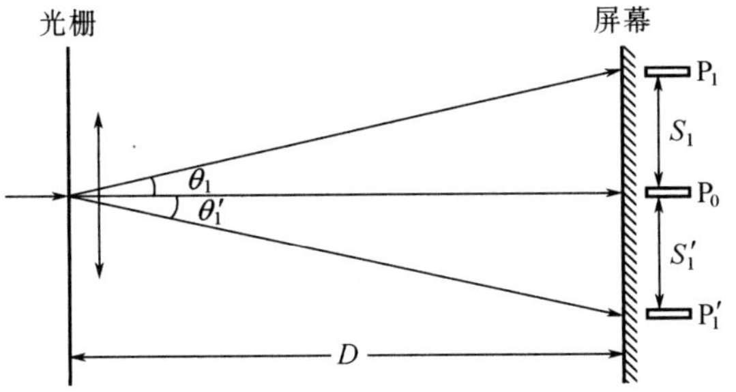


图 14-11　测定衍射角的示意图

(2) 测量 $P_0$、$P_1$ 和 $P_0$、$P_1'$的距离 $S_1$ 和 $S_1'$，取其平均值$\frac{S_1+S_1'}{2}$（实际上常取$\frac{P_1P_1'}{2}$）作为第一级像至零级像的距离 $X_1$。将 $\sin\theta_1=\frac{X_1}{\sqrt{D^2+X_1^2}}$代入式（14-3）算出光栅常数 $d=\frac{\lambda\sqrt{D^2+X_1^2}}{X_1}$。

3. 改变 $D$ 3 次，重复步骤 2，记录数据，求出 $d$ 的平均值、平均绝对误差、平均相对误差，写出测量结果 $d$ 的标准表达式。

## [数据记录与处理]

光波波长 $\lambda=$　　nm

| 次数 | $D$（m） | $X_1=\frac{P_1P_0+P_0P'_1}{2}$（m） | $d=\frac{\lambda\sqrt{D^2+X_1^2}}{X_1}$（m） | $\Delta d$（m） |
|---|---|---|---|---|
| 1 | | | | |
| 2 | | | | |
| 3 | | | | |
| 平　均　值 | | | | |

$$E=\frac{\overline{\Delta d}}{\overline{d}}=$$

$$d=\overline{d}\pm\overline{\Delta d}=$$

## [思考题]

1. 你所测的光栅是每厘米多少条刻痕的光栅？
2. 若光栅常数变大对条纹有何影响？
3. 所测的光栅是否可按 $\sin\theta_1=\theta_1$ 来处理？

# 实验十五 用光电比色计测定溶液的浓度

## 15-1 用581-G型光电比色计测量溶液的浓度

### [实验目的]

1. 了解光电比色计的构造。
2. 掌握其原理和使用方法。
3. 掌握用光电比色计测量未知溶液浓度。

### [实验器材]

581-G型光电比色计、已知浓度的标准溶液、待测溶液、蒸馏水、脱脂棉、滤色片等。

### [实验原理]

当单色光通过厚度相同，而浓度很小的溶液时，根据朗伯-比尔定律，光被溶液吸收的程度称为吸收度，与溶液的浓度成正比，即

$$A=\varepsilon CL \tag{15-1}$$

式中：$A$为吸收度；$C$为溶液的浓度；$L$为溶液的厚度；$\varepsilon$为消光系数。

用同种方法配制的标准溶液和待测溶液，其浓度分别为$C_1$和$C_2$，对同类溶液$\varepsilon$相同，当厚度也相同时则有

$$A_1=\varepsilon C_1 L \qquad A_2=\varepsilon C_2 L$$

$$C_2=\frac{A_2}{A_1}C_1 \tag{15-2}$$

式中：$A_1$、$A_2$可由光电比色计直接读出；$C_1$为标准溶液的已知浓度，据此可算出待测溶液的浓度$C_2$。581-G型光电比色计就是根据此原理设计而成的。

### [仪器描述]

本实验用的是581-G型光电比色计，电源可以直接用220V、50Hz的交流电，也可用6V直流电源。

581-G型光电比色计的光学系统如图15-1所示。从灯泡2发出的光经反射镜1反射后，透过绝热玻璃片3和滤色片4，再通过装在比色皿5内的有色溶液，达到光电池6上，光电池所产生的电流由检流计7指示出来。光通过比色皿的厚度为10mL，需要试液约6mL，比色皿座安放在光源与光电池之间，并能在两端滑动，因此可连续使用。

### [实验步骤]

1. 接通电源前，先将光电比色计面板上的控制开关拨到“0”上，并将粗、细电流

调整器转到零点。

2. 把按互补色原则选择的适当滤色片插入仪器的滤色片位置，每次插入时应保证它的同一面对着比色皿。

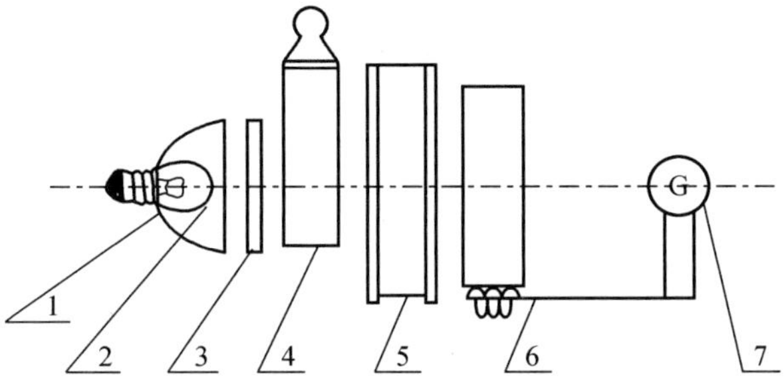


**图 15-1 581-G 型光电比色计的光学系统图**

1. 反射镜 2. 光源 3. 绝热玻璃 4. 滤色片 5. 比色皿 6. 光电池 7. 检流计

3. 一只比色皿加入蒸馏水，放入比色皿滑动板的一个孔内，另一只比色皿加入标准溶液，放入比色皿滑动板的另一孔内，盖好比色皿盖。

4. 接通电源，把控制开关拨到“1”上，标尺上出现光点，调节零点调整器，使光点中的黑线落在标尺的零刻度线上。

5. 将控制开关拨到“2”上，预热 10 分钟，使光电流达到稳定，先将加入蒸馏水的比色皿推入光路，调节粗、细电流调整器，使标尺上光点中的黑线落在透光率 100% 的刻度线上。

6. 将加入标准溶液的比色皿推入光路，即可读出吸收度 $A_1$，注意应平稳地推至终点或拉回始点。

7. 将待测溶液加入比色皿，重复步骤 3、5、6，测出吸收度 $A_2$。

8. 测量完毕，将仪器各旋钮、各附件复原。

## [注意事项]

1. 移动仪器前应将控制开关拨到“0”上，并使检流计线路呈短路状态，以防受震。

2. 控制开关拨到“2”之前须将所用滤色片插入滤色片座内，以防光电池过度曝光。

3. 不要触及比色皿的光学面。

4. 使用完毕，将滤色片和比色皿取出，并将比色皿清洗干净，同时应将控制开关拨到“0”上，将粗调、细调旋钮转到零点，将比色皿盖盖好，拔去电源。

## [数据记录与处理]

**1. 滤色片的选择**

| 溶液颜色 | 滤色片号码 |
|---|---|
| | |

**2. 待测溶液的浓度**

| 次数 | $A_1$ | $\Delta A_1=\overline{A}_1-A_1$ | $A_2$ | $\Delta A_2=\overline{A}_2-A_2$ | $C_2=\frac{A_2}{A_1}C_1$ | $\Delta C_2=\overline{C}_2-C_2$ |
|---|---|---|---|---|---|---|
| 1 | | | | | | |
| 2 | | | | | | |
| 3 | | | | | | |
| 4 | | | | | | |
| 5 | | | | | | |
| 平均 | $\overline{A}_1=$ | $\overline{\Delta A}_1=$ | $\overline{A}_2=$ | $\overline{\Delta A}_2=$ | $\overline{C}_2=$ | $\overline{\Delta C}_2=$ |

待测溶液浓度的平均绝对误差 $\overline{\Delta C}_2=\frac{\sum_{i=1}^{5}|\Delta C_{2i}|}{5}$

待测溶液浓度的相对误差 $E=\frac{\overline{\Delta C}_2}{\overline{C}_2}=\frac{\overline{\Delta A}_1}{\overline{A}_1}+\frac{\overline{\Delta A}_2}{\overline{A}_2}$

待测溶液的浓度 $C_2=\overline{C}_2\pm\overline{\Delta C}_2$

## [思考题]

1. 分析本实验中造成误差的主要原因是什么?
2. 本实验中所选用的滤色片的颜色为什么要和待测溶液的颜色成互补色?

# 15-2 581-S 型光电比色计测定溶液的浓度

## [仪器描述]

581-S 型光电比色计具有仪器小巧、结构简单，数字显示清晰、精度高、操作方便、测试迅速，且可采用 220V 交流电作为电源。581-S 型光电比色计实物，如图15-2所示。

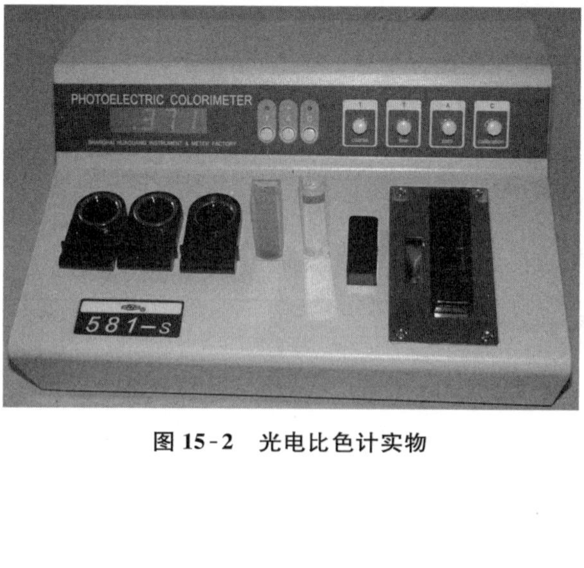


图 15-2 光电比色计实物

581-S 光电比色计的外形示意图，如图 15-3 所示。

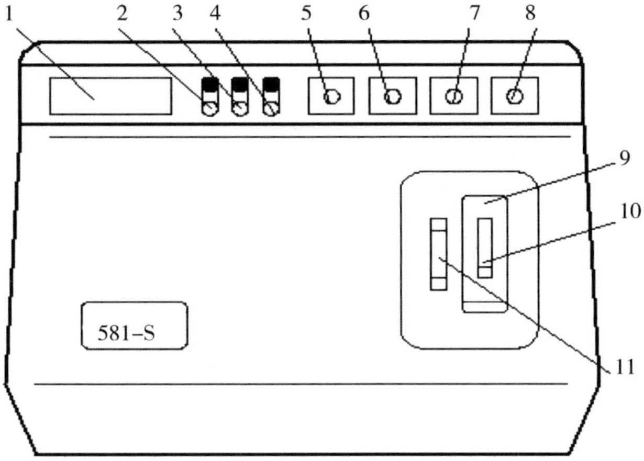


1. 显示器　2. T 选择开关　3. A 选择开关　4. C 选择开　5. T 粗调节钮
6. T 细调节钮　7. A 调零钮　8. C 校正钮　9. 比色皿座　10. 比色皿盖　11. 滤色片

**图 15-3　581-S 光电比色计**

该仪器光路由光源、单色器、样品室、光电二极管、微电流放大器、对数放大器、数字电压表等部件组成。光路如图 15-4 所示。

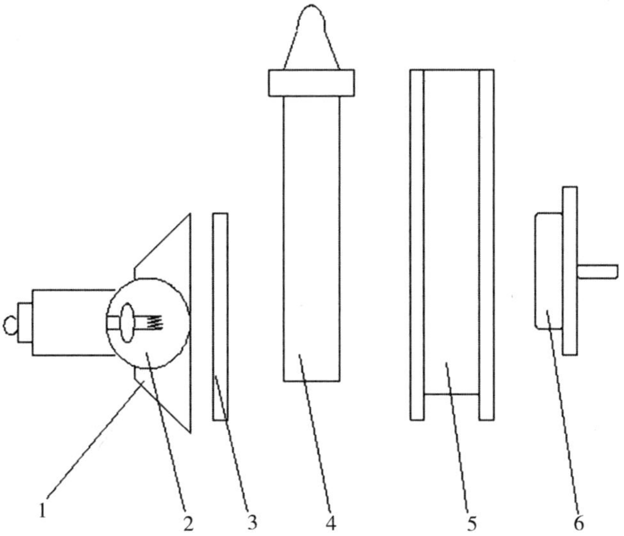


1. 反射镜　2. 灯泡　3. 绝热玻璃　4. 滤色片　5. 比色皿　6. 光电二极管

**图 15-4　光电比色计光路图**

从灯泡在反射镜内发出的光，透过绝热玻璃和滤色片，再通过装在比色皿内的有色溶液，到达光电二极管，光电二极管产生的电流送至仪器的电路进行放大处理，然后显示测试结果。

仪器的电路图如图 15-5 所示。

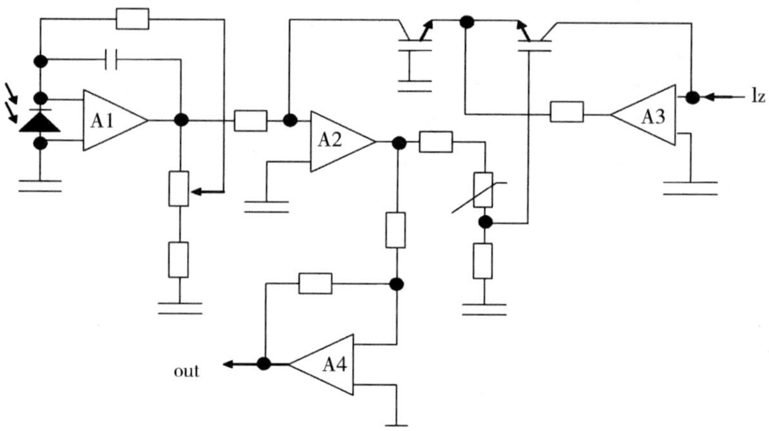


图 15-5　581-S 光电比色计电路图

## [实验步骤]

1. 在一只比色皿中注入蒸馏水作空白液，另一只比色皿加入待测试液。

2. 将两只比色皿插入仪器上能活动的比色皿座内，并将比色皿盖盖上，以遮去杂光。

3. 将注入空白液的比色皿推入光路，按下 $T$ 选择开关，调节 $T$ 粗调节钮、$T$ 细调节钮、使显示器的数字为 100.0；再按下 $A$ 选择开关，调节 $A$ 调零钮，使显示器的数字为 0.000。

4. 将加入试液的比色皿推入光路，按下 $T$ 选择开关，即可读出试液的透光率，按下 $A$ 选择开关，即可读出试液的吸光度 $A$。重复测量读出 5 个 $A_x$数值。用式（15-2）计算待测溶液的浓度 $C_x$，并求其平均值。

5. 按下 $C$ 选择开关，调节 $C$ 校正钮，使显示器的数字为标准溶液的浓度 $C_S$。

6. 从比色皿座中取出加入标准溶液的比色皿，把加入待测溶液的比色皿插入仪器上活动的比色皿座内。

7. 按下 $C$ 选择开关，记下显示器上的数字，即为待测溶液的浓度 $C_x'$。

8. 实验完毕，拔出电源插头。取出滤色片和比色皿，倒出溶液立即将比色皿擦洗干净，将比色皿盖完好盖在比色皿座上。

# 实验十六 显微摄影

显微摄影技术在医药领域具有非常重要的应用。如在显微镜下观察微小的物体，往往有一些现象是随机和偶然的，通过照相可以使暂时现象得以永久地记录，以供日后分析研究或作为资料、纪念品保存。这一技术在中药学中得到广泛的应用，主要用于药品检验、鉴定、分析以及课堂教学中，使用肉眼看不见的图像变成用肉眼可以看到的固定图像，因而对于药学类专业的学生，掌握这一技术非常必要。

## [实验目的]

1. 了解摄影的基本原理。
2. 掌握显微摄影的基本技能。

## [实验器材]

显微摄影装置、切片、放大纸、显影液、定影液、竹夹、方盘、上光机等。

## [实验原理]

本实验所用的生物显微镜，要去掉目镜，利用物镜使实验标本在目镜一侧成倒立放大的实像。如图 16-1 所示，在目镜一侧，放置光学相纸底片的装置，进行曝光。

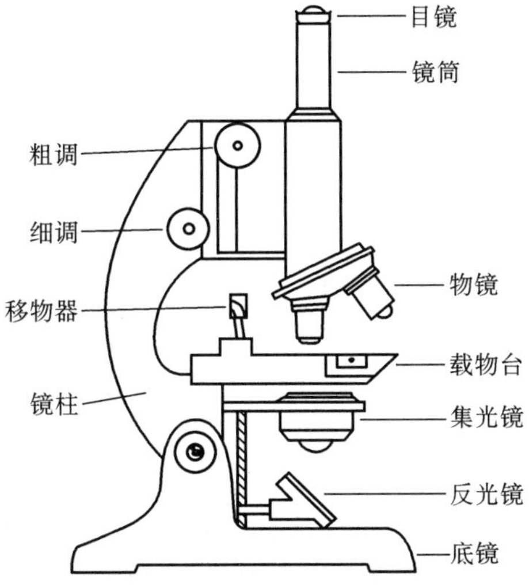


**图 16-1 显微摄影装置简图**

常用的底片或相纸是在片基上均匀涂上一薄层卤化银微粒乳胶而制成的。在光照作用下，卤化银微粒还原出少量金属银而形成潜像。经显影后潜像就成为黑色的图像。底

片上某点的黑度 $D$ 与该点吸收的光能有关，也与显影处理有关。当显影条件相同时，黑度仅取决于吸收的光能。底片吸收的光能用露光度 $H$ 表示，它与照度 $E$ 和曝光时间 $t$ 有关，即 $H \propto Et$，底片黑度 $D$ 和露光度的对数 $\lg H$ 之间的关系如图 16-2 所示，称为乳胶感光特性曲线。这条曲线可分成三段：ab 段表示在 $H < H_1$ 的情况下黑度几乎不变，这时虽然露光，但因光太弱或曝光时间太短，底片的黑度跟原来未露光时比较，变化不大；bc 段接近于一条直线，表明黑度 $D$ 与 $\lg H$ 近似地成正比，恰好能适应人眼对不同亮度的视觉特性，故 bc 段为正常区域；cd 段表示在 $H > H_2$ 后黑度也几乎不变，这是因为露光太大，底片全变黑的缘故。在拍摄或印像时，露光度 $H$ 要选择在正常露光区域 bc 段。bc 段的斜率 $r$ 称为反差系数。$r$ 值的大小表示底片在不同露光度时黑白对比和层次分明的程度。$r$、$H_1$ 和 $H_2$ 的数值取决于乳胶的性质、所用显影剂的类型、曝光时间和显影时间。

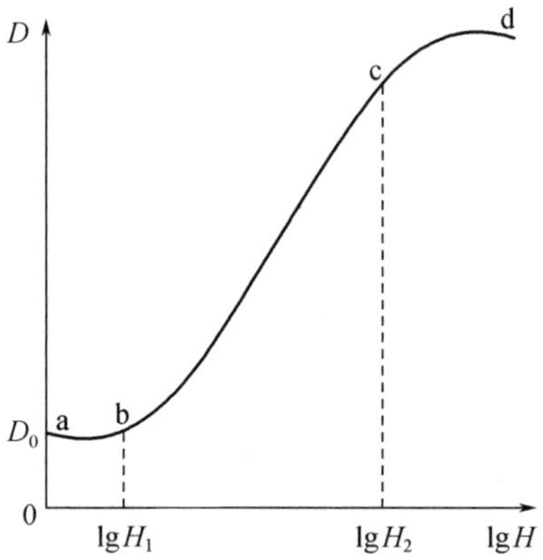


**图 16-2　乳胶感光特性曲线**

## [实验步骤]

实验全过程都在暗室里进行。

**1. 调焦**　选用低倍物镜寻找观察物，转动物镜转换器使低倍镜对准镜筒，转动粗调手轮，使显微镜下降，眼睛同时注视物镜和观察物的距离，直到物镜快要接触到观察物为止。以后用眼睛在显微镜中寻找物像，但这时必须注意显微镜只许往上调，不许往下调，先缓缓地转动粗调手轮，直到视野中出现模糊的物像，再用微调手轮作精细调节，使物像达到最清晰。低倍镜调焦后，如果需要用高倍物镜，不必重新调焦，只要转动物镜转换器把高倍镜换入，再稍许转动微调手轮，就可以看到清晰的高倍放大像了。

**2. 曝光**　显微摄影用放大纸一次成像，黑白与切片物正好相反。曝光时间的长短取决于显微镜成像的明暗和放大纸感光的强弱。如果成像明亮，放大纸感光强，曝光时间要短；反之，曝光时间要长。一般曝光时间在 5 秒左右。

**3. 显影**　显影的作用是使有潜像的底片通过显影溶液的化学作用，以潜像上已析出的银为显影中心，将附近卤化银微粒的银还原出来。感光强的部分具有较多的显影中心，析出的银就多，感光弱的部分显影中心少，析出的银就少，没有感光的部分无显影中心，就没有银析出。显影进行了一段时间后，发黑程度不同的一幅黑白图像就会呈现出来，但要注意图像的发黑程度还与显影液浓度及显影时间有关。显影后的图像还不稳定，需要继续经过定影、水洗两个操作步骤。

**4. 定影** 定影的作用是将经过显影后的图片上未起光化作用的卤化银微粒溶去，而把已被还原的金属银微粒固定下来，定影也需要掌握好时间，时间太短定影作用不完全，时间太长会使底片发黄变质。

**5. 水洗** 定影好的底片要用水洗去残留的定影液和其他杂质，这样可以使底片较久完好保存。

**6. 上光** 水洗后的图片，放在上光机上烘干上光，最后得到与实物黑白相反的相片，这就是我们要得到的显微摄影图片。

**7. 观察** 观察图片的反差程度。

将所摄两张图片贴在实验报告上，写明两图片的曝光、显影和定影时间，并从上述七个过程对照片质量进行分析。

## [注意事项]

1. 水银导电温度计极易损坏，使用时要特别小心，做到轻拿轻放。
2. 继电器的接点上有 220V 交流电压，千万要注意安全，当交流电源接通后，绝对不能用手直接接触继电器的接点。

## [思考题]

1. 使用显微镜应该注意哪些事项?
2. 在显微摄影中要得到一张好的照片必须注意哪些问题?

## 附表

**表 16-1 D72 显影液（相纸、底片通用）**

| 配方 | 作用 |
|---|---|
| 1. 温水 30～45℃ 750mL | |
| 2. 米吐尔 3.1g | 显影剂，快速还原剂，显出影像较软 |
| 3. 无水亚硫酸钠 45g | 保护剂，防止药液氧化，使显出银粒细小 |
| 4. 对苯二酚 12g | 慢速显影剂，显影温度要求高，显出影像硬 |
| 5. 无水亚硝酸钠 67g | 促进剂 |
| 6. 溴化钾 1.9g | 抑制剂，防止产生雾灰 |

温水溶解后，加水至 1000mL。

表 16-2　酸性坚膜定影液（相纸、底片通用）

| 配方 | 作用 |
|---|---|
| 1. 热水 60～70℃　600mL | |
| 2. 结晶硫代硫酸钠　240g | 定影剂（溶去未感光的溴化银） |
| 3. 无水亚硫酸钠　15g | 保护剂（使硫代硫酸钠遇酸时不易分解） |
| 4. 醋酸 30％　45mL | 保显剂，中和显影液 |
| 5. 硼酸　7.5g | 坚膜剂 |
| 6. 硫酸铝钾矾　15g | 防止发生白色沉淀（亚硫酸铝） |

加水至 1000mL。

注：在配制上述显影液和定影液时，各种药品必须严格按照配方规定的温度、分量和表中标定次序依次溶解，溶完一种，再加另一种，为了加速溶解，可不断搅拌，配好后需放置 6～12 小时再用。

# 附 录

**附表 1 基本物理常数**

| | |
|---|---|
| 真空中的光速 | $c=2.998\times10^{8}\text{m}\cdot\text{s}^{-1}$ |
| 电子的电荷 | $e=1.602\times10^{-19}\text{C}$ |
| 普朗克常数 | $h=6.626\times10^{-34}\text{J}\cdot\text{s}$ |
| 阿伏加德罗常数 | $N_o=6.022\times10^{23}\text{mol}^{-1}$ |
| 原子质量单位 | $u=1.661\times10^{-27}\text{kg}$ |
| 电子的静止质量 | $m_e=9.109\times10^{-31}\text{kg}$ |
| 电子的荷质比 | $e/m_e=1.759\times10^{11}\text{C}\cdot\text{kg}^{-1}$ |
| 法拉第常数 | $F=9.648\times10^{4}\text{C}\cdot\text{mol}^{-1}$ |
| 氢原子的里德伯常数 | $R_H=1.097\times10^{7}\text{m}^{-1}$ |
| 摩尔气体常数 | $R=8.314\text{J}\cdot\text{mol}^{-1}\cdot\text{K}^{-1}$ |
| 波尔兹曼常数 | $k=1.381\times10^{-23}\text{J}\cdot\text{K}^{-1}$ |
| 洛喜密德常数 | $n=2.687\times10^{25}\text{m}^{-3}$ |
| 万有引力常数 | $G=6.672\times10^{-11}\text{N}\cdot\text{m}^{2}\cdot\text{kg}^{-2}$ |
| 标准大气压 | $p_0=1.013\times10^{5}\text{Pa}$ |
| 冰点的绝对温度 | $T_0=273.2\text{K}$ |
| 真空中介电系数 | $\varepsilon_0=8.854\times10^{-12}\text{F}\cdot\text{m}^{-1}$ |
| 真空中磁导率 | $\mu_0=12.57\times10^{-7}\text{H}\cdot\text{m}^{-1}$ |

**附表 2 不同温度下水的密度（$\text{kg}\cdot\text{m}^{-3}$）**

| 温度（℃） | 0 | 10 | 20 | 30 |
|---|---|---|---|---|
| 0.0 | 999.867 | 999.727 | 998.229 | 995.672 |
| 0.5 | 899 | 681 | 124 | 520 |
| 1.0 | 926 | 632 | 017 | 366 |
| 1.5 | 940 | 580 | 997.907 | 210 |
| 2.0 | 968 | 524 | 795 | 051 |
| 2.5 | 982 | 465 | 680 | 994.891 |
| 3.0 | 992 | 404 | 563 | 728 |
| 3.5 | 998 | 339 | 443 | 564 |
| 4.0 | 1000.000 | 271 | 321 | 397 |
| 4.5 | 999.998 | 200 | 196 | 263 |
| 5.0 | 992 | 126 | 069 | 058 |
| 5.5 | 982 | 049 | 996.940 | 993.885 |
| 6.0 | 968 | 998.969 | 808 | 711 |
| 6.5 | 951 | 886 | 674 | 534 |
| 7.0 | 929 | 800 | 538 | 356 |
| 7.5 | 904 | 712 | 399 | 175 |
| 8.0 | 876 | 621 | 258 | 992.993 |
| 8.5 | 844 | 527 | 115 | 808 |
| 9.0 | 808 | 430 | 995.969 | 622 |
| 9.5 | 769 | 331 | 822 | 434 |
| 10.0 | 727 | 229 | 672 | 244 |

**附表 3　在 20℃时常用的固体和液体的密度**

| 物质 | 密度（$kg \cdot m^{-3}$） | 物质 | 密度（$kg \cdot m^{-3}$） |
|---|---|---|---|
| 铝 | 2698.9 | 水银 | 13546.2 |
| 铜 | 8960 | 钢 | 7600～7900 |
| 铁 | 7874 | 冰（0℃） | 880～920 |
| 银 | 10500 | 甲醇 | 792 |
| 金 | 19320 | 乙醇 | 789.4 |
| 钨 | 19300 | 乙醚 | 714 |
| 铂 | 21450 | 甘油 | 1260 |
| 铅 | 11350 | 蜂蜜 | 1435 |

**附表 4　水的黏度 $\eta$（$10^{-4}$ Pa · s）**

| 温度（℃） | 0 | 1 | 2 | 3 | 4 | 5 | 6 | 7 | 8 | 9 |
|---|---|---|---|---|---|---|---|---|---|---|
| 0 | 17.94 | 17.32 | 16.74 | 16.19 | 15.68 | 15.19 | 14.73 | 14.29 | 13.87 | 13.48 |
| 10 | 13.10 | 12.74 | 12.39 | 12.06 | 11.75 | 11.45 | 11.16 | 10.88 | 10.60 | 10.34 |
| 20 | 10.09 | 9.84 | 9.60 | 9.38 | 9.16 | 8.94 | 8.74 | 8.55 | 8.36 | 8.18 |
| 30 | 8.00 | 7.83 | 7.67 | 7.51 | 7.36 | 7.21 | 7.06 | 6.93 | 6.79 | 6.66 |

**附表 5　液体的黏度 $\eta$**

| 液体 | 温度（℃） | $\eta$（$10^{-6}$ Pa · s） | 液体 | 温度（℃） | $\eta$（$10^{-6}$ Pa · s） |
|---|---|---|---|---|---|
| 甲醇 | 0 | 817 | 甘油 | 0 | $1210\times10^4$ |
| | 10 | 584 | | 20 | $149.9\times10^4$ |
| 乙醇 | 0 | 2780 | | 100 | $1.2945\times10^4$ |
| | 20 | 1780 | 蜂蜜 | 20 | $650\times10^4$ |
| 乙醚 | 0 | 296 | | 80 | $10\times10^4$ |
| | 20 | 243 | 蓖麻油 | 10 | $242\times10^4$ |
| 水银 | 0 | 1685 | | 15 | $151\times10^4$ |
| | 20 | 1554 | | 20 | $95\times10^4$ |

**附表 6　水的表面张力系数 $\alpha$（与空气接触）**

| 温度（℃） | $\alpha$（$10^{-3}$ N · $m^{-1}$） | 温度（℃） | $\alpha$（$10^{-3}$ N · $m^{-1}$） | 温度（℃） | $\alpha$（$10^{-3}$ N · $m^{-1}$） |
|---|---|---|---|---|---|
| 0 | 75.62 | 15 | 73.48 | 22 | 72.44 |
| 5 | 74.90 | 16 | 73.34 | 23 | 72.28 |
| 10 | 74.20 | 17 | 73.20 | 24 | 72.12 |
| 11 | 74.07 | 18 | 73.05 | 25 | 71.96 |
| 12 | 73.92 | 19 | 72.89 | 30 | 71.15 |
| 13 | 73.78 | 20 | 72.75 | 50 | 67.90 |
| 14 | 73.64 | 21 | 72.60 | 100 | 58.84 |

**附表 7　液体的表面张力系数 α**（20℃与空气接触）

| 液体 | $\alpha$（$10^{-3}N\cdot m^{-1}$） | 液体 | $\alpha$（$10^{-3}N\cdot m^{-1}$） |
|---|---|---|---|
| 煤油 | 24 | 水银 | 513 |
| 肥皂液体 | 40 | 甲醇 | 22.6 |
| 蓖麻油 | 36.4 | 乙醚 | 22.0 |
| 甘油 | 63 | 乙醇（0℃） | 24.1 |

**附表 8　常用光源的谱线波长 λ（nm）**

| He | Ne | Hg |
|---|---|---|
| 706.5　红 | 650.6　红 | 623.4　橙 |
| 667.8　红 | 640.2　橙 | 579.1　黄 |
| 587.6　黄 | 638.3　橙 | 577.0　黄 |
| 501.6　绿 | 626.6　橙 | 546.1　绿 |
| 492.2　绿蓝 | 621.8　橙 | 491.6　绿蓝 |
| 471.3　蓝 | 614.3　橙 | 435.8　蓝 |
| 447.1　蓝 | 588.2　黄 | 407.8　蓝紫 |
| 402.6　蓝紫 | 585.2　黄 | 404.7　蓝紫 |
| Na | Li | Kr |
| 589.6　D1 黄 | 670.8　红 | 587.1　黄 |
| 589.0　D2 黄 | 610.4　橙 | 557.0　绿 |
| He-Ne 激光 | H | Sr |
| 632.8　橙 | 656.3　红 | 640.8　橙 |
| | 486.1　绿蓝 | 638.6　橙 |
| | 434.0　蓝 | 406.7　蓝紫 |
| | 410.2　蓝紫 | |

**附表 9　互补色表**

| 溶液颜色 | 滤色片 | 从滤色片透出的光波波长（nm） |
|---|---|---|
| 绿色带黄 | 青紫 | 400～435 |
| 黄 | 蓝 | 435～480 |
| 橘红 | 蓝色带绿 | 480～490 |
| 红 | 绿色带蓝 | 490～500 |
| 紫 | 绿 | 500～560 |
| 青紫 | 绿色带黄 | 560～580 |
| 蓝 | 黄 | 580～595 |
| 蓝色带绿 | 橘红 | 595～610 |
| 绿色带蓝 | 红 | 610～750 |

**附表 10　某些物质相对于空气的折射率 *n*（入射光为 D 线 589.3nm）**

| 物质 | *n* | 物质 | *n* |
|---|---|---|---|
| 水（18℃） | 1.3332 | 二硫化碳（18℃） | 1.6291 |
| 乙醇（18℃） | 1.3625 | 方解石（寻常光） | 1.6585 |
| 冕玻璃（轻） | 1.5153 | （非常光） | 1.4864 |
| 冕玻璃（重） | 1.6152 | 水　晶（寻常光） | 1.5442 |
| 燧石玻璃（轻） | 1.6085 | （非常光） | 1.5533 |
| 燧石玻璃（重） | 1.7515 | | |

**附表 11　一些药物的旋光率 $[\alpha]_D^{20}$（$mL \cdot g^{-1} \cdot dm^{-1}$）**

| 药名 | $[\alpha]_D^{20}$ | 药名 | $[\alpha]_D^{20}$ |
|---|---|---|---|
| 葡萄糖 | +52.5°～+53° | 维生素 C | +21°～+22° |
| 蔗　糖 | +65.9° | 薄荷脑 | −49°～−50° |
| 乳　糖 | +52.2°～+52.5° | 茴香油 | +12°～+24° |
| 樟　糖（醇溶液） | +41°～+43° | 氯霉素（无水乙醇） | +18.5°～+21.5° |
| 山道年（醇溶液） | −170°～−175° | 氯霉素（醋酸乙酯） | −22.5° |

**附表 12　不同金属（或合金）与铂（化学纯）构成热电偶的温差电动势**
**（热端 100℃，冷端 0℃）**

| 金属或合金 | 温差电动势（mV） | 连续使用温度（℃） | 短时间使用最高温度（℃） |
|---|---|---|---|
| 65%Ni+5%（Al，Si，Mn） | −1.38 | 1000 | 1250 |
| 钨 | +0.79 | 2000 | 2500 |
| 康铜（60%Cu+40%Ni） | −3.5 | 600 | 800 |
| 康铜（56%Cu+44%Ni） | −4.0 | 600 | 800 |
| 制导线用铜 | +0.75 | 350 | 500 |
| 镍 | −1.5 | 1000 | 1100 |
| 手工制造的铁 | +1.87 | 600 | 800 |
| 80%Ni+20%Cr | +2.5 | 1000 | 1100 |
| 60%Ni+10%Cr | +2.71 | 1000 | 1250 |
| 90%Pt+10%Ir | +1.3 | 1000 | 1200 |
| 60%Pt+10%Rh | +0.64 | 1300 | 1600 |
| 银 | +0.72 | 600 | 700 |

注：1. 温差电动势为正值时，在处于 0℃的热电偶一端电流由金属（或合金）流向铂；负值时，电流的方向相反。
2. 为了确定用表中所列两种材料构成的热电偶的温差电动势，应取这两种材料的温差电动势的差值。例如，铜-康铜热电偶的温差电动势等于+0.75mV−（−3.5）mV=4.25mV。

# 主要参考书目

1. 余国建．物理学．北京：中国中医药出版社，2005
2. 余国建．医用物理学．北京：中国中医药出版社，2005
3. 侯俊玲，孙铭．物理学实验．北京：科学出版社，2003
4. 丁慎训，张连芳．物理实验教程．北京：清华大学出版社，2002
5. H. F. 迈纳斯，W. 埃彭斯泰，K. H. 穆尔．普通物理实验．北京：科学出版社，1987
6. 霍剑青，等．大学物理实验．北京：高等教育出版社，2005
7. 温诚忠，郭开慧，魏云．物理学实验教程．成都：西南交通大学出版社，2002
8. 江影，安文玉，等．普通物理实验．哈尔滨：哈尔滨工业大学出版社，2002
9. 杨述武．普通物理实验．北京：高等教育出版社，2000
10. 陈群宇．大学物理实验．北京：电子工业出版社，2003
11. 范广平，江滨．理化基础实验．上海：上海科学技术出版社，2002
12. 厉爱昤，穆秀家．大学物理实验．北京：高等教育出版社，2006
13. 李学慧．大学物理实验．北京：高等教育出版社，2005
14. 耿完桢，金恩培，赵海发，钱守仁．大学物理实验．哈尔滨：哈尔滨工业大学出版社，2005
15. 章新友．中医药物理实验．北京：中国协和医科大学出版社，2000
16. 林抒，龚镇雄．普通物理实验．北京：人民教育出版社，1982
17. 邵建华，侯俊玲．物理学实验．北京：中国中医药出版社，2007
18. 章新友，侯俊玲．物理学实验．北京：中国中医药出版社，2018